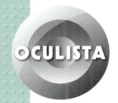
編集企画にあたって…

　私は28年間在籍した形成外科を退局し，現在，眼科の中で眼瞼形成手術を行っています．眼瞼形成手術は眼科と形成外科で行われていますが，同じ疾患を扱っているにもかかわらず，医師の意識には大きな違いがあることに気づきました．それは，眼球を中心に診察する眼科医は，眼瞼を視機能を正常な状態に保つためのパーツと捉えており，顔面の外傷，腫瘍，先天異常などの治療を行う形成外科医は，眼瞼を眉毛，外鼻，口唇，耳介などと同様に顔面の1つのパーツとして捉えているということです．少なくとも，視機能を評価できる環境にいなかった頃の私はそうでした．そのため，手術のゴールも自ずと違ってきます．

　眼瞼形成手術には，必要条件の quality of vision（視機能）と十分条件の quality of look（整容）があります．前者は眼科医，後者は形成外科医が得意とするところですが，両者がともに改善して初めて医療が求める患者さまの quality of life が向上します．どちらも犠牲にはできません．眼瞼は，整容面で重要な顔面の中でも最も整容的要求度が高いパーツです．左右を同時に見てその差が気になる部位は乳房と眼瞼と言われていますが，両者の中で常に露出しているのは眼瞼です．視機能の改善が第一義的目的であることは揺るぎないですが，患者さまの満足度向上のためには整容を外すことは不可能です．

　今回は，【小技シリーズ】として形成外科の基礎的内容を，【大技シリーズ】として4大眼瞼疾患の手術を「どこまでやるか」に加え，日常的な診療で経験する腫瘍，非手術的な整容面の改善法，整容的問題が生じた時のタッチアップサージャリーまでを，眼科の雑誌OCULISTAではありますが，執筆者すべてを形成外科専門医として企画しました．形成外科の基本手技を最大の武器として診療する形成外科医の考え方や，形成外科医が経験とともに身につけていくエステティックマインドを知っていただくことで，両科の間に存在する眼瞼形成手術のゴールの差異を縮めたいと思います．

　私は以前に今回と同じ全日本病院出版会から依頼をいただき，OCULISTAの形成外科版であるPEPARSにおいて「眼瞼の退行性疾患に対する眼形成外科手術」を，書籍として「超アトラス眼瞼手術―眼科・形成外科の考えるポイント―」を企画編集させていただきました．ともに執筆者は眼科医と形成外科医が半数ずつであり，前者の巻頭言では「両科のコラボレーションを期待しております」，後者では「1人ですべてができる眼形成外科医になりたいと思う医師が本邦に増え，眼形成外科が独立した診療科になることを期待しております」と結びました．

　私が医師になった30年前は，形成外科といってもどのような診療科であるか答えられる一般市民はどれだけいたでしょうか？　医師ですら多くは学部教育を受けておらず，一般市民と同様の状況だったと思います．その形成外科が現在では基本診療科になり，誰もが知るところとなりました．私は眼形成外科も同じ道を辿ると信じています．眼科的知識と形成外科的手技を有する眼形成外科医が本邦に増え，眼形成外科という診療科が花開くまで，もうあと一歩ではないでしょうか？　今回はその一助になることを期待して，第3弾「眼瞼形成手術―形成外科医の大技・小技―」を企画させていただきました次第です．

2019年7月

村上正洋

KEY WORDS INDEX

和 文

か
下眼瞼 • 53
下眼瞼下制筋 • 53
下眼瞼牽引筋腱膜切離 • 61
眼瞼 • 67, 78
眼瞼下垂 • 87
眼瞼形成術 • 43
眼瞼内反症 • 87
眼瞼皮膚弛緩症 • 43
眼輪筋 • 53
吸収糸 • 20
挙筋前転 • 35
形成剪刀 • 1
ケロイド • 30
瞼縁角膜反射間距離 • 35
瞼縁切開 • 61
腱膜固定 • 35
腱膜性眼瞼下垂 • 35
瞼裂形態 • 87

さ
再建 • 67
重瞼 • 87
重瞼術 • 87
重瞼線切開法 • 43
腫瘍 • 67
睫毛内反 • 61
植皮 • 67
シワ • 78
真皮縫合 • 9
成熟瘢痕 • 30
鑷子 • 1
創傷 • 9
創傷治癒 • 30

た, な
退行 • 53
退行性眼瞼下垂 • 35
多血小板血漿療法 • 78
たるみ • 78
張力 • 30
電気メス • 1
内眼角形成術 • 87
内反症 • 53

は
瘢痕拘縮 • 30
ヒアルロン酸 • 78
皮下縫合 • 9
非吸収糸 • 20
肥厚性瘢痕 • 30
皮膚切開法 • 61
皮弁 • 67
眉毛下切開法 • 43
ヘガール持針器 • 1
縫合器械 • 9
縫合糸 • 9, 20
縫合針 • 20
Hotz 変法 • 61

ま, ら
マルチフィラメント糸 • 20
見かけの重瞼幅 • 43
ミュラータック • 35
メス • 1
モノフィラメント糸 • 20
レーザー治療 • 78

欧 文

A, B, D
absorbable suture • 20
aponeurotic fixation • 35
aponeurotic ptosis • 35
blepharoplasty • 43
blepharoptosis • 87
dermal suture • 9
dermatochalasis • 43
double eyelid formation • 87
double eyelids • 87
double eyeylid line incision
　method • 43

E, F, H
electrocautery • 1
entropion • 53, 87
epiblepharon • 61
eyelid • 67, 78
flap • 67
forceps • 1
form of rima palpebrarum • 87

Hegar needle holder • 1
hyaluronic acid • 78
hypertrophic scar • 30

I, K, L
involution • 53
involutional ptosis • 35
keloid • 30
laser treatment • 78
LER • 61
levator advancement • 35
lid margin split • 61
lower eyelid • 53
lower eyelid retractors • 53, 61

M, N, O, P
margin-reflex distance • 35
mature scar • 30
medial canthoplasty • 87
monofilament suture • 20
MRD • 35
Muller tuck • 35
multifilament suture • 20
non-absorbable suture • 20
orbicularis oculi muscle • 53
palpebral furrow • 87
plastic surgery scissors • 1
platelet-rich-plasma therapy • 78
pretarsal show • 43

R, S, T, W
reconstruction • 67
saggy • 78
scalpel • 1
scar contracture • 30
skin graft • 67
subcutaneous suture • 9
sub-eyebrow incision method • 43
suture device • 9
suture needle • 20
suture thread • 9, 20
tension • 30
tumor • 67
wound • 9
wound healing • 30
wrinkle • 78

WRITERS FILE
(50音順)

秋元 正宇（あきもと まさたか）
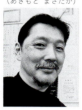
- 1987年 日本医科大学卒業
- 1991年 同大学付属病院形成外科，助手
- 1994年 海外留学 Royal Adelaide Hospital, Australian Cranio-Facial Unit にて Mr. D. David に師事し Cranio-maxillo-facial surgery を研修
- 1995年 日本医科大学形成外科，講師
- 1996年 同大学千葉北総病院形成外科，部長
- 1999年 同大学形成外科，助教授
- 2002年 同，教授

小泉 正樹（こいずみ まさき）
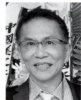
- 1992年 山形大学卒業 竹田総合病院
- 1994年 平鹿総合病院
- 1995年 小牧市民病院形成外科
- 2002年 静岡済生会総合病院形成外科
- 2004年 高須クリニック
- 2007年 こいずみ形成クリニック，院長

土井 秀明（どい ひであき）
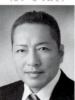
- 1987年 大阪医科大学卒業 関西医科大学形成外科入局
- 1990年 同大学形成外科，助手
- 1992年 三世会河内総合病院形成外科，医長
- 1994年 関西医科大学形成外科，助手
- 1999年 同大学移植センター，助手
- 2001年 同大学形成外科，講師 同大学移植センター，講師
- 2002年 こまちクリニック，院長 関西医科大学形成外科，非常勤講師
- 2018年 こまちクリニック，顧問

小川 令（おがわ れい）
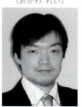
- 1999年 日本医科大学卒業 同大学形成外科入局
- 2005年 同大学大学院修了 会津中央病院形成外科，部長
- 2006年 日本医科大学形成外科，講師
- 2007年 米国ハーバード大学形成外科，研究員
- 2009年 日本医科大学形成外科，准教授
- 2015年 同，主任教授

清水 雄介（しみず ゆうすけ）
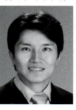
- 1998年 慶應義塾大学卒業
- 2000年 栃木県立がんセンター頭頸科
- 2001年 平塚市民病院外科
- 2002年 立川病院外科
- 2003年 静岡赤十字病院耳鼻咽喉科
- 2004年 済生会宇都宮病院形成外科 済生会中央病院形成外科
- 2005年 慶應義塾大学形成外科
- 2006年 国立成育医療センター形成外科
- 2007年 静岡赤十字病院形成外科
- 2010年 慶應義塾大学形成外科，助教
- 2012年 同，講師
- 2014年 同，准教授
- 2015年 琉球大学形成外科，教授
- 2018年 同大学形成外科学講座，教授

林 寛子（はやし ともこ）

- 1993年 滋賀医科大学卒業
- 1995年 大阪市立大学医学部附属病院形成外科
- 1997年 冨士森形成外科医院
- 2005年 烏丸姉小路クリニック開院，院長

垣淵 正男（かきぶち まさお）
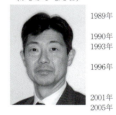
- 1986年 大阪大学卒業 同大学皮膚科（形成診療班）入局
- 1989年 大阪府立成人病センター耳鼻咽喉科
- 1990年 東京警察病院形成外科
- 1993年 大阪大学皮膚科（形成外科診療班），助教
- 1996年 兵庫医科大学耳鼻咽喉科（形成外科診療班），助手
- 2001年 同，講師
- 2005年 同，助教授 同大学形成外科，主任教授

黄 聖琥（こう せいこ）
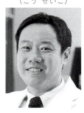
- 2002年 横浜市立大学卒業 臨床研修医
- 2004年 同大学形成外科入局 同大学附属病院・各関連病院勤務
- 2013年 横浜市立大学附属市民総合医療センター形成外科，助教
- 2014年 KO CLINIC for Anti-aging 開院，院長

村上 正洋（むらかみ まさひろ）
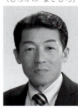
- 1989年 日本医科大学卒業 同大学皮膚科学教室形成外科入局
- 1991年 同大学付属第二病院外科・消化器病センター・麻酔科研修
- 1993年 同大学形成外科，助手
- 1994年 Royal Adelaide Hospital (Australia) Cranio-Facial Unit 留学
- 1996年 日本医科大学付属病院高度救命救急センター，助手
- 1997年 おもと会大浜第一病院形成外科・皮膚科，医長
- 2000年 日本医科大学付属病院形成外科・美容外科，医局長
- 2003年 同大学形成外科，講師
- 2005年 同，助教授
- 同大学付属第二病院形成外科，部長
- 2010年 同大学武蔵小杉病院形成外科，教授
- 2016年 Royal Adelaide Hospital (Australia) Oculoplastic Unit 留学
- 2017年 日本医科大学眼科，助教
- 2018年 同大学武蔵小杉病院眼科 眼形成外科，講師

小久保健一（こくぼ けんいち）
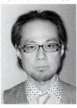
- 1999年 早稲田大学教育学部理学科生物学専修卒業
- 2006年 昭和大学医学部卒業
- 2008年 横浜市立大学附属病院形成外科入局
- 2009年 関東労災病院形成外科
- 2011年 埼玉成恵会病院手外科研究所
- 2012年 聖隷浜松病院眼形成眼窩外科
- 2013年 神奈川県立こども医療センター形成外科
- 2016年 藤沢湘南台病院形成外科，部長

山下 建（やました けん）
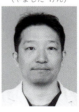
- 1998年 弘前大学卒業 同大学形成外科入局
- 2000年 同，助手
- 2004年 三沢市立三沢病院形成外科
- 2006〜08年 米国カリフォルニア大学サンフランシスコ校留学
- 2008年 近畿大学形成外科，助教
- 2009年 札幌医科大学形成外科，助教
- 2015年 同，講師

前付 3

眼瞼形成手術—形成外科医の大技・小技—

編集企画／日本医科大学武蔵小杉病院 眼科 眼形成外科講師
形成外科元教授　　村上正洋

小技シリーズ

形成外科手術用機器とその使用法……………………………………山下　　建ほか　*1*

形成外科手術では，非侵襲的(atraumatic)な操作が必要である．そのための基本的手術用機器とその使用法について紹介する．

形成外科的縫合法………………………………………………………秋元　正宇　*9*

形成外科で用いる器械，縫合糸と縫合手技の基本，皮下縫合，真皮縫合とそれらのコツについて述べた．死腔のない，緊張がなく創縁が合っている縫合が理想である．

縫合糸，縫合針の種類と選択…………………………………………清水　雄介ほか　*20*

縫合糸や縫合針の種類や特徴について述べたほか，いくつかの縫合材料についても触れた．また，琉球大学形成外科における縫合材料の選択についても言及した．

眼瞼における創傷治癒の特徴と術後ケア……………………………小川　　令　*30*

眼瞼は創傷治癒が円滑に進む部位であり，創傷治癒遅延やケロイド・肥厚性瘢痕が問題となることは少ない．しかし，皮膚の創傷治癒のメカニズムを理解することは，合併症を減らすために大切である．

大技シリーズ

眼瞼下垂：どこまでやるか……………………………………………小泉　正樹　*35*

腱膜性眼瞼下垂の治療をしている形成外科医の立場から，眼瞼機能を考慮したうえで，「きれいなマブタ」「美しい眼瞼」を形成する工夫を紹介する．

皮膚弛緩症：どこまでやるか…………………………………………林　　寛子　*43*

「眉毛下切開法」と「重瞼線切開法」の選択に必要な術前評価のポイント，整容的に美しい結果を得るために注意すべきことについて述べた．また，重瞼を作成する方法についても紹介した．

Monthly Book OCULISTA

編集主幹／村上 晶 高橋 浩

CONTENTS

No.78 / 2019.9 ◆目次

退行性下眼瞼内反症：どこまでやるか……………………………村上 正洋 *53*

退行性疾患である本症では，弛緩が生じている組織は多岐にわたる．よって，良好な長期結果を得るためには各部位の弛緩に可能な限り対応することが必要になる．つまり，術式の組み合わせを「どこまでやるか」判断することが重要である．

下眼瞼睫毛内反症：どこまでやるか……………………………小久保健一 *61*

下眼瞼睫毛内反症の代表的な治療は Hotz 変法であるが，更に再発率を下げるためには，Lid margin split や LER 切離などを併用する必要がある．

眼瞼とその周辺の皮膚皮下腫瘍……………………………垣淵 正男ほか *67*

眼瞼とその周辺にはさまざまな腫瘍が発生するが，悪性腫瘍の鑑別が最も重要である．腫瘍の切除範囲や再建方法は，腫瘍の性格や発生部位などを勘案して決められる．

ノンアブレイティブの眼瞼治療……………………………黄 聖琥ほか *78*

上下眼瞼のシワ治療に対し，非侵襲的な治療として，レーザー・光治療，ボトックス治療が効果的である．下眼瞼のたるみにはヒアルロン酸などの注入療法を行う．

美容外科で行うタッチアップサージャリー……………………………土井 秀明 *87*

眼形成手術では視機能が重要であるが，患者にとっては美容的満足度も非常に重要なポイントである．美容的満足度を高める要点を紹介する．

● Key words index……………………………前付 *2*
● Writers File……………………………前付 *3*
● FAX 専用注文書……………………………*95*
● バックナンバー 一覧……………………………*97*
● MB OCULISTA 次号予告……………………………*98*

「OCULISTA」とはイタリア語で眼科医を意味します．

前付 *5*

Monthly Book OCULISTA 創刊5周年記念書籍

好評書籍

すぐに役立つ 眼科日常診療のポイント
―私はこうしている―

■編集　大橋裕一（愛媛大学学長）／村上　晶（順天堂大学眼科教授）／高橋　浩（日本医科大学眼科教授）

日常診療ですぐに使える！
診療の際にぜひそばに置いておきたい一書です！

眼科疾患の治療に留まらず，基本の検査機器の使い方からよくある疾患，手こずる疾患などを豊富な図写真とともに詳述！患者さんへのインフォームドコンセントの具体例を多数掲載！
若手の先生はもちろん，熟練の先生も眼科医としての知識をアップデートできる一書！ぜひお手に取りください！

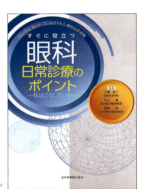

■ 2018年10月発売　オールカラー　B5判
　 300頁　定価（本体価格 9,500円＋税）
※Monthly Book OCULISTA の定期購読には含まれておりません

Contents

I　外来診療における検査機器の上手な使い方
1. 視力検査（コントラスト，高次収差を含む）
2. 前眼部 OCT
   ①角膜・水晶体
   ②緑内障
3. 角膜形状解析（ケラトメータも含めて）
4. 角膜内皮スペキュラー
5. 後眼部 OCT
   ①眼底疾患
   ②OCT angiography
   ③緑内障
6. ハンフリー視野計とゴールドマン視野計
7. 眼圧計

II　よくある異常―眼科外来での鑑別診断のコツ
1. 流涙症
2. 角膜混濁
3. 眼底出血
4. 飛蚊症
5. 硝子体混濁（出血を含む）
6. 視野異常・暗点
7. 眼瞼下垂・瞬目異常
8. 眼位異常
9. 複視
10. 眼球突出

III　日常診療でよく遭遇する眼疾患のマネージメント
1. 結膜炎
2. 老視
3. 近視
4. ぶどう膜炎
5. コンタクトレンズ合併症
   ①フルオレセイン染色パターンからの診断
   ②マネージメントの実際
6. 正常眼圧緑内障の診断
7. 糖尿病網膜症
8. 黄斑浮腫
9. 眼瞼・結膜の腫瘤性病変

IV　誰もが手こずる眼疾患の治療
1. MRSA 感染症
2. 強膜炎
3. 落屑症候群
4. 濾過胞機能不全
5. 網膜静脈閉塞症―CRVO/BRVO
6. 中心性漿液性脈絡網膜症（CSC）
7. 特発性脈絡膜新生血管
8. 視神経炎
9. 甲状腺眼症
10. 心因性視覚障害

V　眼科外来で必要なインフォームドコンセント
1. 感染性結膜炎
2. 蛍光眼底撮影―FA, IA, OCT angiography
3. 外来小手術―霰粒腫・麦粒腫切開，翼状片
4. 小児眼科―先天鼻涙管閉塞，弱視治療について
5. 日帰り白内障手術
6. 眼内レンズ選択（度数・多焦点など）
7. 網膜光凝固・YAG レーザー
8. 眼局所注射
9. コンタクトレンズ処方（レンズケアを含む）
10. サプリメント処方

　全日本病院出版会　〒113-0033　東京都文京区本郷 3-16-4　Tel：03-5689-5989
　www.zenniti.com　Fax：03-5689-8030

特集/眼瞼形成手術—形成外科医の大技・小技—

小技シリーズ
形成外科手術用機器とその使用法

山下　建[*1]　四ッ柳高敏[*2]

Key Words：メス(scalpel)，鑷子(forceps)，形成剪刀(plastic surgery scissors)，電気メス(electrocautery)，ヘガール持針器(Hegar needle holder)

Abstract：形成外科の治療範囲は身体的にも年齢的にも幅広く，それに合わせたさまざまな機器が存在し，使用されている．しかし形成外科治療では機能はもちろんのこと整容的な改善も必要であり，そのための基本となる手術用機器の種類は限定されている．本稿では手術の基本となる切開，剥離，縫合の際に使用する，形成外科における標準的な手術用機器(デザイン用具，メス，鑷子，剪刀，電気メス，バイポーラー，持針器)を紹介し，その使用方法について報告する．

はじめに

形成外科の治療では，機能はもちろんのこと，整容的な改善も必要であり，術後瘢痕をできるだけ目立たなくするためには組織に対して非侵襲的(atraumatic)な操作が必要とされる．また，頭から足の先まで全身を広く手術対象としているため，専用の手術機器も多い[1)2)]．しかし，基本となる手術機器の種類は限られている．本稿では形成外科の基本的手術用機器とその取り扱い方を紹介する．

手術用機器

1．デザイン

皮膚切開線をマーキングすること．形成外科では良く用いられる言葉で，細かい手術では詳細なデザインが必要である．線を描くときは，ピオクタニン・ブルー液を滅菌した爪楊枝や竹串の先につけて描くか，ディスポーザブルのスキンマー

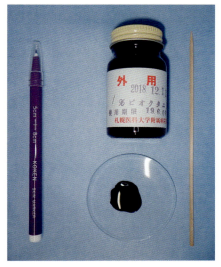

図 1．マーキングに用いるスキンマーカー(左)と1％ピオクタニン液，竹串(右)

カーが用いられる[3)](図1)．書き損じはハイポアルコール液にて拭きとることができる．

2．メス

主に使用されるメスは小範囲の切開に適した15番，15番C(ともに小円刃刀)，11番(尖刃刀)

[*1] Ken YAMASHITA, 〒060-8543　札幌市中央区南1条西16-291　札幌医科大学形成外科，講師
[*2] Takatoshi YOTSUYANAGI, 同，教授

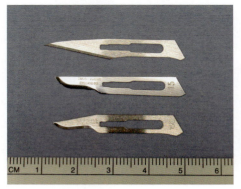

図 2. メス刃
上から 11 番, 15 番, 15 番 C

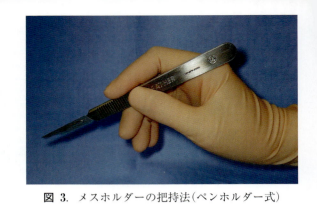

図 3. メスホルダーの把持法(ペンホルダー式)

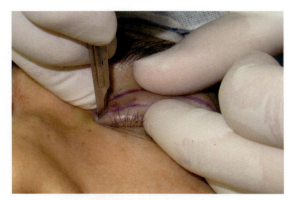

図 4. 皮膚切開時の counter traction
柔らかく弾力のある皮膚では利き手ではない手指と, 助手の指や利き手の小指も用い, 全方向的に緊張をかける.

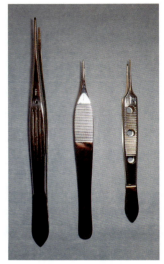

図 5. 鑷子の種類
左からマッカンドー型, アドソン型, 微小型

の 3 種類である[3](図 2). 15 番はメス刃の腹(曲線部)で切るように使い, 身体のほとんどの皮膚切開や粘膜・結膜切開に使用する. また, 剝離や皮膚の採取でも役立つ. 11 番は鋭利で尖った先端により, 細かな切開や垂直に深い切開が可能である. 15 番 C は 15 番より先端がやや鋭利で, 円刃と尖刃の両方の特性を生かした操作が可能で, 眼瞼では好んで利用する術者も多い. 把持はペンホルダー式が基本で, 繊細にメスを操作しやすい[4](図 3).

皮膚切開のコツは, 利き手ではない手で皮膚に適度な緊張(counter traction)をかけることである[3)4](図 4). 緊張をかけた状態で, 皮膚面から 50～60°の角度にメスを持ち, 真皮深層までを目安に一気に切開する. 切開の途中で止めたり, 何回も同じ場所を切ると創縁が挫滅しやすい. また, 眉毛部の切開などでは毛流に合わせてメスを傾けて切開すると毛根が温存できる[5].

3. 鑷子

マッカンドー型, アドソン型, 微小型の 3 形態を頻用する[1)4](図 5). 先端形状はそれぞれ有鈎と無鈎があり, アドソン型では先端が小さいフック形状であるフック鑷子もある(図 6). 把持はペンホルダー式が使いやすい(図 7). 通常の操作ではアドソン鑷子がよく使用され, より繊細な操作には微小鑷子が, 大きな組織の操作, 深い術野での

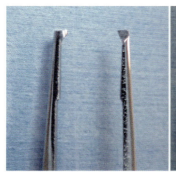 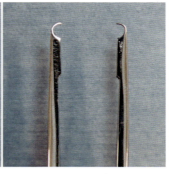

　　　a．有鈎　　　　　　　　　b．無鈎　　　　　　　　　c．フック
図 6．鑷子の先端形状

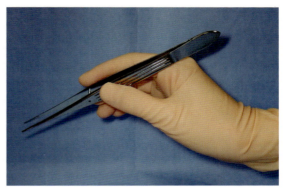

図 7．
鑷子の把持法（ペンホルダー式）

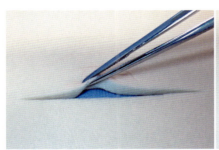 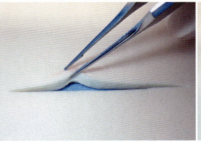 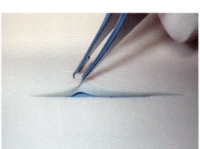

a｜b｜c　　　　　**図 8．**鑷子での把持の実際（スポンジでの把持）
　　a：無鈎鑷子．面状に把持され，広い痕が残る．
　　b：有鈎鑷子．真皮側に引っかけるようにして把持すると損傷は少ない．
　　c：フック鑷子．創縁を直接把持しても皮膚への損傷は最小限である．

操作にはマッカンドー鑷子が適している[4]．先端の形状別では，皮膚の縫合や皮下の剝離では有鈎鑷子を，糸の把持や止血操作では無鈎鑷子が用いられる．皮膚を鑷子で直接把持すると創縁に痕が残り，創離開や醜状瘢痕の原因となるので注意する[1)2)4]．直接把持する場合は，スキンフックやフック鑷子を用いると皮膚の損傷が抑えられるが，先端が非常に繊細であり，使用する際には注意を要する（図 8）．

4．剪　刀

　形成剪刀と，キルナー剪刀または眼科用細部剪刀を最もよく使用し，さらに雑剪刀としてクーパー剪刀を用いる[2]（図 9）．それぞれ曲剪と直剪の 2 種類がある（図 10）．曲剪刀は皮膚軟部組織の切離，剝離に用いられ，直剪刀は主に縫合糸の切離に用いる．

　形成曲剪刀は丸みを帯びた先端を有しており，組織の切断以外に，鈍的剝離操作でも周囲組織を

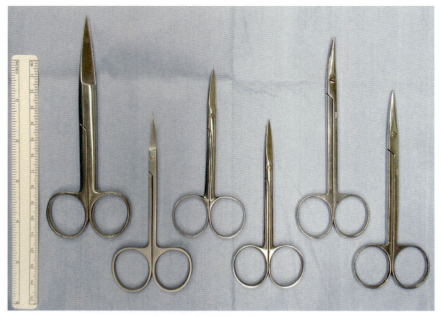

図 9. 剪刀の種類
左からクーパー剪刀(両鋭直),眼科用細部剪刀(曲),キルナー剪刀(曲,直),形成剪刀(曲,直)

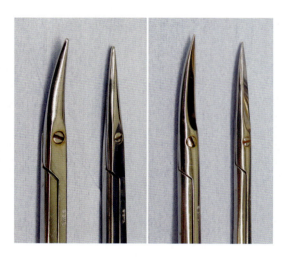

a | b

図 10.
剪刀の先端部
　a：形成剪刀(曲,直).先端は丸みを帯びており,鈍的剥離に適する.
　b：キルナー剪刀(曲,直).鋭い先端により細かな切開,剥離が可能である.

損傷しないように工夫されている[1](図11).剪刀を把持する際は,手指の曲がりと同じ向きにするように曲がりを下に向けて把持する[2].それにより手指の延長として用いることができ,剪刀の先で腫瘍を触知することなどが可能となる(図11,12).キルナー剪刀は先端が鋭であり,繊細な部位の鋭的剥離や真皮縫合時の糸切りなどに用いられる(図13).

5.電気メス

モノポーラー(単極)型は高周波電流により組織を蒸散させることで止血凝固をしながら切開ができる[5](図14).筋体の切離など出血が多い操作をする際に用いられる(図15-a).周囲組織に緊張をかけた状態で,先端をわずかに浮かせながら滑らせるように扱うことで切開する.ブレード型電極とニードル型電極があり,繊細な部位では後者が適している[1].小血管の止血も無鈎鑷子を介して

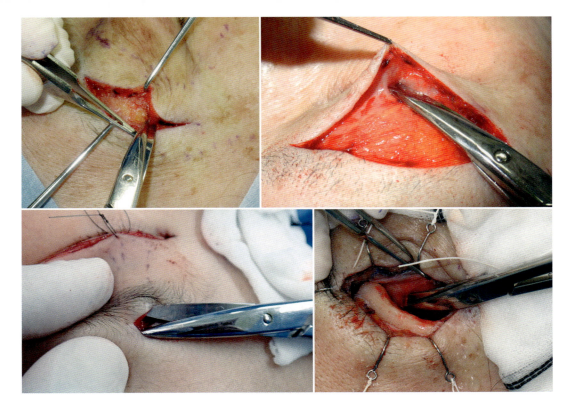

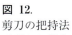
図 11. 形成剪刀のさまざまな使用法
a：切離．眼輪筋を切開している．
b：剥離．皮膚と眼輪筋間を切りながら鋭的に剥離する．
c：縦剥離．前頭筋上に剪刀先端を閉鎖状態で挿入し，開くように鈍的に剥離する．
d：触知．剪刀刃先で腫瘍を触知し，被膜に沿って鋭的・鈍的に剥離する．

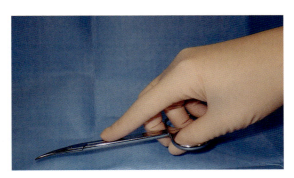

図 12.
剪刀の把持法
手背から指先にかけての曲がりと剪刀の曲がりを同じ向きにし，手指の延長とする．

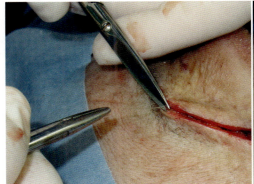
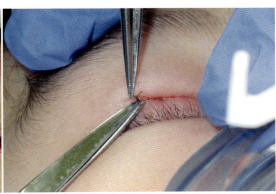

a｜b　　図 13. キルナー剪刀の使用法
a：真皮縫合の糸切り　　b：7-0 ナイロン糸の抜糸
細かな部位の操作には鋭的な先端が適している．

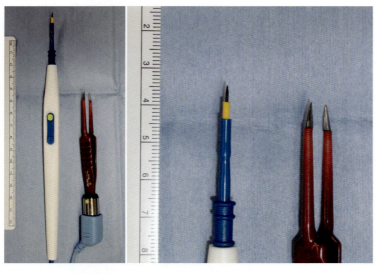

図 14. モノポーラー（左）とバイポーラー（右）
　a：全体像．バイポーラーは小型の鑷子型が使いやすい．
　b：先端部．細かな術野ではニードル型電極を用いる

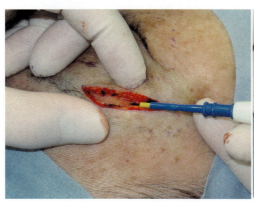
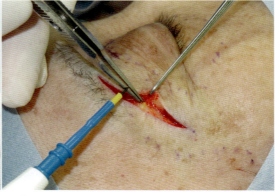

図 15. モノポーラーでの操作
　a：筋体（眼輪筋）の切開
　b：鑷子を介した小血管の止血．鑷子で出血点を把持し，鑷子にモノポーラーを当てて止血凝固する．

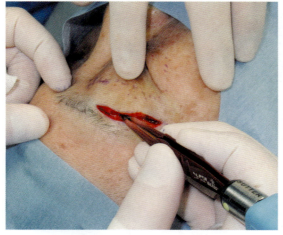

図 16. バイポーラーでの操作
皮膚浅層では創縁を凝固し挫滅させないように電極をなるべく立てて周囲皮膚に接しないように使用する．

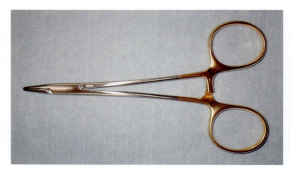

図 17. ヘガール持針器
12.5 cm が使用しやすい．先端のダイヤモンド超硬チップにより小さな針でも把持可能である．

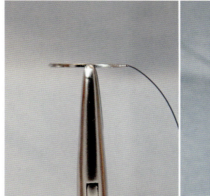
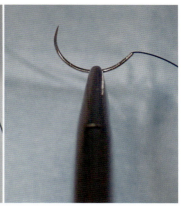

図 18. 針の把持法
先端ギリギリで,長軸と垂直にT字を形成するように,針と糸の結合部ではなく弯曲の1/3ほどの位置を把持する.結合部を把持して縫合すると容易に針が折れる.

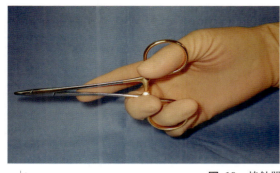
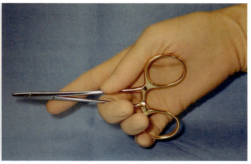

a | b　　**図 19.** 持針器の把持法
a:リング部分に指をかける.先端がぶれず,操作は安定するが,持針器を回転させるために手首のひねりが大きくなる.
b:手のひらで包む.持針器自体を回転させることで理想的な運針が可能だが,先端はやや不安定となる.

可能であるが,体内に通電するため局所麻酔下の手術では患者が通電による痛みを感じたり,筋肉の不随意運動を生じる可能性があり,使用が制限される(図15-b).

一方,バイポーラー(双極)型は鑷子型の電極であり,鑷子先端部のみ通電し凝固が得られるため,局所麻酔下でも使用可能で,眼周囲などの細かく繊細な術野に向いている(図16).

6.持針器

形成外科ではほぼ器械縫合であり,ヘガール持針器を使用する頻度が高い[1)2)](図17).針は持針器の先端ギリギリで把持すると縫合の際に扱いやすい(図18).6-0や7-0などの微細な針付き縫合糸を確実に把持するため,先端にダイヤモンド超硬チップが付いているタイプが使いやすい[2)].ただし,弾機針など太い針を把持すると先端が容易に折れ曲がるので注意する.持針器の把持法は,リング部分に指をかける方法と,かけずに手のひらの中に包むように持つ方法がある(図19).

初期研修時の機器の扱い方の習得法としては,シリコン製人工皮膚やスポンジ等を利用した縫合トレーニングが効果的である(図20).針付き縫合糸を用いて器械結びを練習することで,鑷子による皮膚の把持法,持針器の把持法の確認が可能である.

まとめ

以上,紹介した機器を含めた小手術用基本セットの例(表1)を示す.眼瞼下垂,霰粒腫など日帰り局所麻酔下手術に対応可能である.

今回我々が日常用いている形成外科用機器とその使用法について紹介した.これらの機器は軽量で取り回しがよく,正しく使用すれば皮膚を愛護的に扱うことが可能である.先端部などは微細で壊れやすいため,乱雑に扱うと機器の寿命を縮めてしまうので注意が必要だが,機器に習熟することで

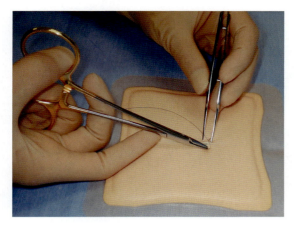

図 20.
縫合トレーニングの実際
創傷被覆材等を用い,持針器の把持法,鑷子の扱い方,皮膚の把持法等を練習する.

表 1. 形成外科小手術セット

持針器			剪刀	
ヘガール持針器ダイヤモンドチップ付 12.5 cm	2		シグマ反剪刀　12 cm	1
メスハンドル	1		シグマ直剪刀　12 cm	1
鑷子			キルナー剪刀　曲	1
マッカンドー鑷子　無鉤	1		直	1
アドソン鑷子　有鉤	1		眼科用細部剪刀　曲	1
無鉤	1		直	1
微小鑷子　有鉤	2		クーパー剪刀　両鋭直	1
無鉤	2		**その他**	
フック鑷子	1		メジャー	1
鉗子			カリパー	1
小児用モスキート鉗子　無鉤　曲	2		角板	1
筋鉤			シャーレ,カップ	
単鋭鉤(スキンフック)	2		竹串	1
双鉤・扁平鉤	2		バイポーラー一式	1

整容的にも満足のいく結果が得られると考える[6].

文　献

1) 宇田宏一:形成外科手術手技の特徴と基本手術器具.形成外科治療手技選書Ⅰ形成外科の基本手技1(鈴木茂彦,貴志和生編),克誠堂出版,pp. 96-101,2016.
   Summary 形成外科手術機器の一般的なセット内容や機器の持ち方も紹介している.
2) 小坂正明,上石　弘:形成外科手術器具と縫合材料　1.形成外科基本手術器具の特殊性とその使い方.形成外科,**47**:S5-S9,2004.
3) 土佐泰祥,佐藤兼重:皮膚切開,剥離.PEPARS,**14**:3-7,2007.
   Summary デザイン法,メスの扱い方,剥離法を写真とシェーマで詳細に解説している.
4) 中塚貴志:A 形成外科的基本縫合術　皮膚外科基本手技　第2章　形成手術手技.標準形成外科学第7版(鈴木茂彦,岡崎　睦編),医学書院,pp. 19-24,2019.
5) 小川　豊:形成外科手術の基本手技　1.縫合法1)愛護的皮膚切開と剥離,止血操作.形成外科,**47**:S151-S155,2004.
   Summary 眼形成外科分野の大御所が機器の使用方法について詳細に報告しており,必読である.
6) 新冨芳尚:皮膚を縫う―形成外科医にとって皮膚縫合とは―.PEPARS,**14**:1-2,2007.
   Summary エッセーのような短さだが,縫合に対する,忘れてはならない心構えについて述べている.

特集／眼瞼形成手術—形成外科医の大技・小技—

小技シリーズ
形成外科的縫合法

秋元正宇*

Key Words：創傷(wound)，真皮縫合(dermal suture)，皮下縫合(subcutaneous suture)，縫合糸(suture thread)，縫合器械(suture device)

Abstract：縫合部位，疾患，層の状態などに応じて最適な縫合法，縫合材料を選択することが重要である．形成外科の縫合で用いる器械は一般外科と比べ繊細で，細かい操作が可能なものが好まれる．持針器はヘガール型を用いることが多い．鑷子は，アドソン型の有鉤と無鉤鑷子などがある．部位の組織が十分に把持できるよう，適切な器械を用いる．縫合糸は，①操作性，②耐感染性，③組織反応，④抗張力，を考慮し適切なものを選ぶ．針は丸針，角針があり，組織に応じて選択する．皮下縫合は死腔を減らし，創縁の緊張を減弱させる目的で行う．真皮縫合は真皮に糸をかけ，緊張をさらに減少させる効果を期待して行われる．理想的な縫合創は，死腔がなく，創縁に緊張がほとんどなく，創縁がぴたりと合い，創縁がわずかに盛り上がっている状態である．

縫合法の基本

縫合は創傷治癒や創の感染に大きな影響を及ぼす．縫合部位，疾患，層の状態などに応じて最適な縫合法，縫合材料を選択することが重要である．眼瞼の手術においては，皮膚，筋，瞼板などの組織を縫合する．皮膚表面の場合，皮膚縫合の前に皮下縫合あるいは真皮縫合などを行い創縁にはわずかな緊張しかかかっていない状態にすることが理想である．

皮下組織あるいは真皮を縫合すると組織に加わる緊張を減弱させるとともに死腔を消失させ，血腫形成なども予防できる．良好な創傷治癒とともに，瘢痕の形成を最小限にとどめ，より整容に配慮した縫合をすることが重要である(図1)．縫合に際しては2～3倍程度のルーペ(拡大鏡)を用い

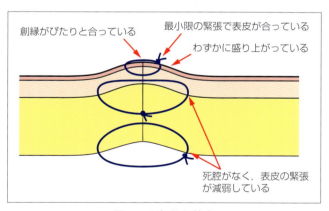

図1．理想的な縫合

ると良い．

縫合器械

形成外科の縫合で用いる器械は一般外科と比べ繊細で，細かい操作が可能なものが好まれる．持針器はヘガール型を用いることが多い(図2-a)．使用する縫合糸・針に合わせて大きさを選択す

---

* Masataka AKIMOTO，〒270-1694　印西市鎌苅1715　日本医科大学千葉北総病院形成外科，部長／同大学形成外科，教授

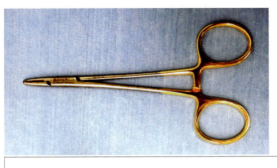
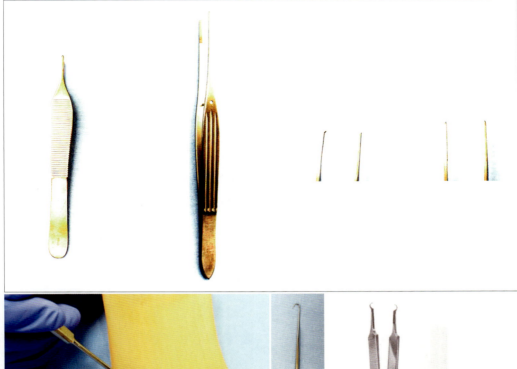
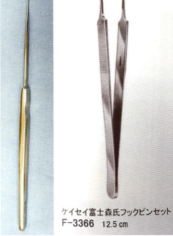

図 2.
a：ヘガール型持針器
b：鑷子(左から，アドソン型鑷子，マカンド型鑷子，有鈎鑷子，無鈎鑷子)
c：スキンフック．皮膚を把持するのではなく，フックに引っ掛けて軽く牽引する．
d：フックピンセット(ケイセイ医科工業カタログより)

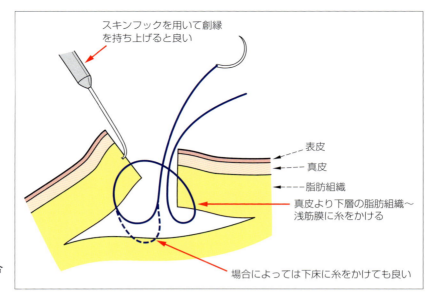

図 3. 皮下縫合

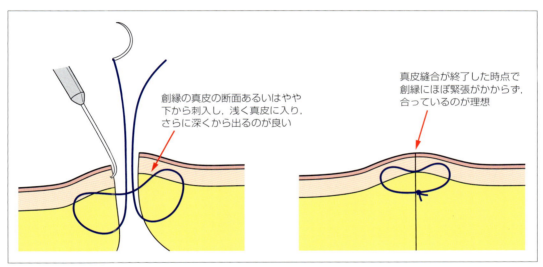

図 4. 真皮縫合

る. 眼瞼周囲では12～14 cm 程度のものが使いやすい. 鑷子は, アドソン型, マカンド型, あるいは角膜鑷子などがあり, 先端の形状は大別すると有鈎と無鈎がある. 皮膚などのように硬くしっかりとした把持が必要な場合には有鈎鑷子を用いる(図2-b). ただし, 皮膚を強く把持すると, 組織を圧挫してしまうことがある. これを避けたい場合, 鑷子の代わりにスキンフックを用いると組織を圧挫することがない(図2-c). さらに鑷子の先端をフック状にしたフックピンセットというものもある(図2-d). これはスキンフックと鑷子の利点を併せ持つもので, しっかり皮膚を把持しながらも圧挫しない便利な器械である.

皮下縫合・真皮縫合

皮下縫合とは, 皮膚より深い部位の縫合であり, 皮下脂肪層の縫合を意味するのが一般的である(図3). 皮下縫合の目的は死腔を作らないことである. 創内に死腔が残存すると血液, 滲出液の貯留を生じ, 血腫, 囊腫さらには感染の原因となる.

真皮縫合は真皮に糸をかけ, 創縁にかかる緊張を皮下縫合以上に減少させる効果を期待して行われる(図4). 皮膚縫合は通常1週間程度で抜糸さ

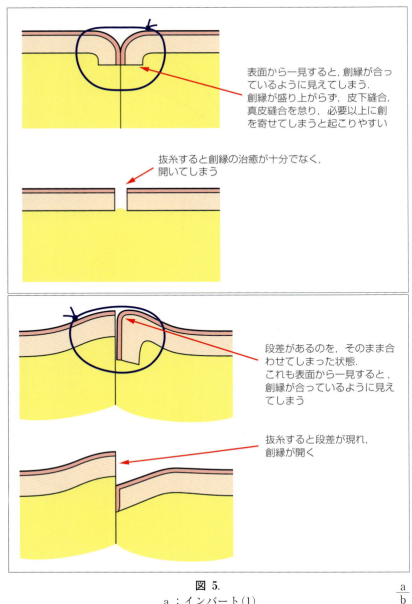

図 5.
a：インバート(1)
b：インバート(2)

れるが，この時点では創は十分には成熟していないため創縁に力が加わると徐々に開大してくる．場合によっては肥厚性瘢痕あるいはケロイドとなる．これらを予防するために真皮縫合は必須の手技である．真皮縫合により，皮膚表面の縫合は浅く，狭い幅で，より弱い緊張で行うことができる．これにより，創をより愛護的に扱うことが可能となり，縫合糸痕も目立たなくなる．

真皮縫合のコツ

真皮縫合はあまりに強く，密に縫合すると局所の血行不良を招くことがあるため注意を要する．真皮縫合の間隔は縫合と隣の縫合の間に隙間ができない程度の密度が適切である（次項「表面縫合のコツ」参照）．創縁は平坦あるいはやや盛り上がる程度になっている状態が良い．真皮縫合を施行した時点で創縁がわずかに盛り上がるように縫合し

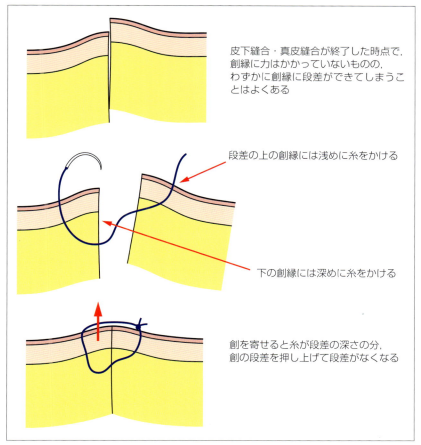

図 6. 段差の修正

ておくと,創縁に余分な力がかかるのを予防し,盛り上がった創縁が徐々に成熟とともに平坦になっていく.逆に過度に盛り上げると,成熟瘢痕となったときにも隆起が残存してしまうので,程よく隆起させるのが良い.

真皮縫合ではモノフィラメントの合成吸収糸か非吸収性のナイロン糸を用いる.真皮は密な組織であるため,マルチフィラメントでは組織内の滑りが悪い.一方モノフィラメントでは滑りが良いが,結紮が緩みやすい.通常はモノフィラメントを用いるが,緊張が強い場合には撚り糸を用いることも考慮する.ナイロン糸は吸収糸に比べ経時的に長く抗張力を保つことができるが,異物として残存するので浅い部分には用いない.顔面では5-0 または 6-0 の糸を用いることが多い.

真皮縫合は,表皮近くで浅くかけると表面が合いやすいが,後日糸が露出することがある.ある程度深めにかけて,かつ表面の創縁がほぼ自然に合っている状態が良い.

表面縫合のコツ

最後の仕上げとして重要である.真皮縫合終了時に創縁が内反(インバート)すると,表皮部分の創傷治癒が進まず,抜糸時に創が開くことがあるため,表面縫合時に修正が必要である(図5).また,微妙に表層がずれることもあるため,表面縫合時に針の刺入の深さを創縁ごとに変えるなどの工夫も必要である(図6).

真皮縫合も含め糸をかける前に創縁と皮下脂肪をきちんと処理すると表層が合いやすい.脂肪組織が創縁に割り込むと創が寄りにくくなる(図7).また,創縁の角度も 90°かあるいはそれより

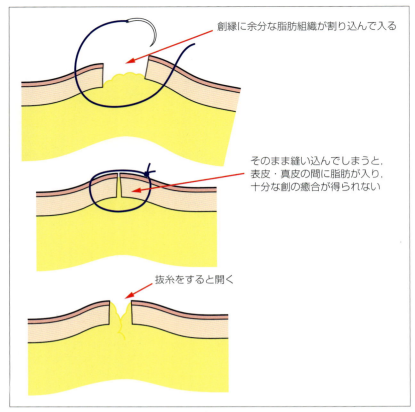

図 7. 脂肪が割り込むと…

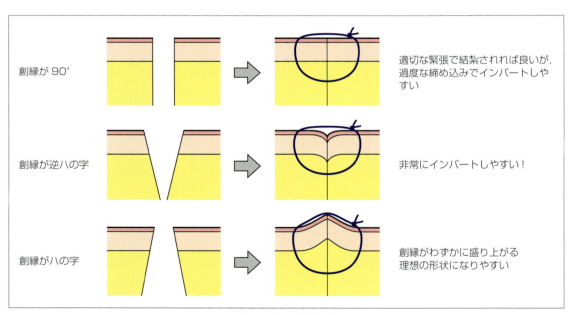

図 8. 創縁の処理

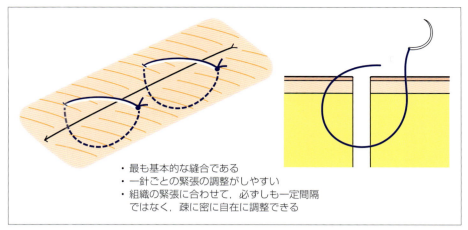

図 9. 単純結節縫合

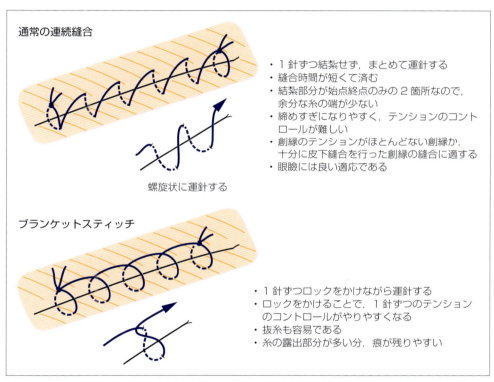

図 10. 連続縫合

もやや鋭角になるようにすると創がぴたりと合い，縫合直後にわずかに盛り上がった理想的な形態を作ることができる(図 8).

各種縫合法

単純結節縫合(図 9)は最も基本的な縫合であり，まずはこれに習熟すべきであるが，他によく用いられる縫合を紹介する．

連続縫合(図 10)は，1 針ごとに結紮せず，連続して創縁を合わせていき，創の両端のみで結紮をする．縫合に要する時間が短くなり，うまく運針できれば緊張も少なくて済む便利な方法であるが，ある程度の習熟を要する．1 針ごとに糸にロックをかけるブランケットスティッチも用いら

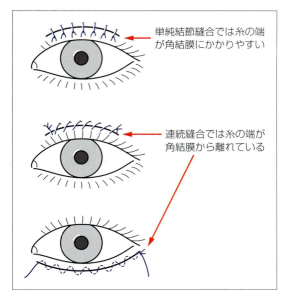

図 11. 連続縫合の利点

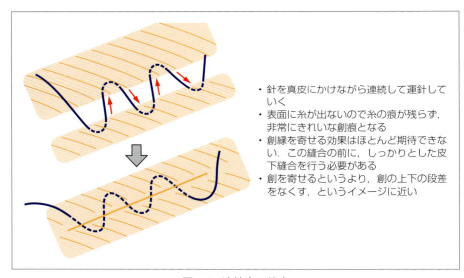

図 12. 連続皮下縫合

れる．眼瞼周辺では，結紮した糸が創の両端のみに出るので，角結膜に触れる可能性が少なくなるという利点もある(図 11)．

連続皮下縫合(図 12)は，創の端から刺入した糸を連続して創縁にかけて運針していく．糸が皮膚表面に出ないので，抜糸後非常にきれいな瘢痕となる．

水平マットレス縫合(図 13-a)は，創縁を面で合わせやすいのが特徴であり，もろい組織や線維に沿って縫合する場合などに有用である．垂直マットレス縫合(図 14)は通常の単純結節縫合に，小さなバイトを表層に加えたものである．段差ができにくいという特徴がある．状況によっては有用な方法である．

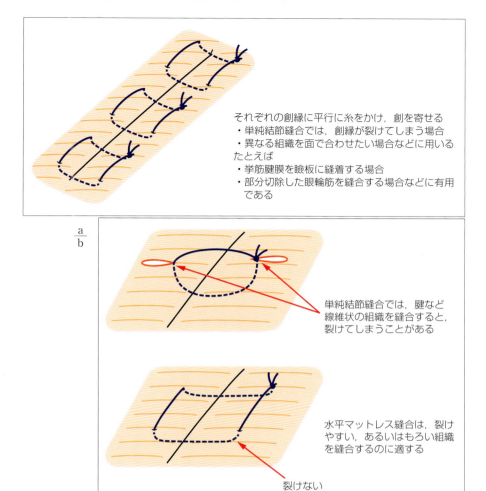

図 13. 水平マットレス縫合

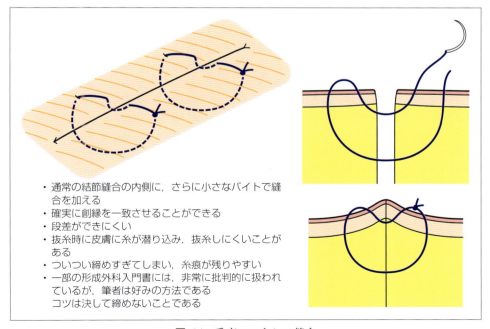

図 14. 垂直マットレス縫合

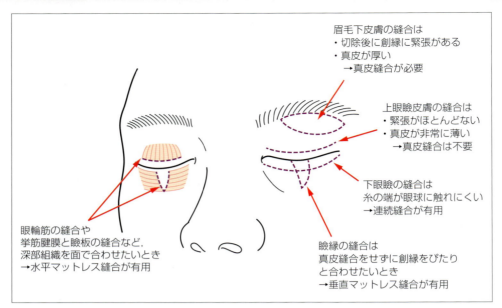

図 15. 眼瞼周囲の縫合法の使い分け

　以上の形成外科的縫合法について，特に眼瞼周囲での適用について図にまとめた(図15)．さまざまな縫合法があるが，部位組織によって使い分けると良い結果が得られる．

文　献

1) 新冨芳尚：皮膚を縫う―形成外科医にとって皮膚縫合とは．PEPARS，**14**：1-2，2007．
　　Summary　縫合の概念について述べている．
2) McCarthy JG：Introduction to plastic surgery. Plast Surg, **1**：45-53, 1990.
　　Summary　縫合の歴史・基本手技について述べている．
3) 菅原康志：【日常診療に役立つ形成外科基本手技のコツ】Ⅶ．形成外科の基本手技．縫合法　整容目的の皮膚縫合法．形成外科，**47**：S156-S159，2004．
　　Summary　きれいな瘢痕にするための縫合の留意点について述べている．
4) 田中克己：形成外科における縫合法の基本．PEPARS，**123**：1-5，2017．
　　Summary　縫合の歴史・基本手技についての総説である．
5) 菊池雄二，仲沢弘明：形成外科における縫合材料．PEPARS，**123**：6-15，2017．
　　Summary　縫合糸についての詳説である．
6) 横田和典：皮下縫合・真皮縫合の基本手技．PEPARS，**123**：17-24，2017．
　　Summary　皮下縫合・真皮縫合についての解説である．
7) 村上正洋：眼瞼手術における縫合法．PEPARS，**123**：41-52，2017．
　　Summary　眼瞼手術の縫合についての解説である．

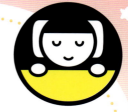

読めばわかる！
臨床不眠治療
―睡眠専門医が伝授する不眠の知識―

著 中山明峰　名古屋市立大学睡眠医療センター長

2019年6月発行　B5判　96頁　　定価（本体価格3,000円＋税）

睡眠専門医の中山明峰先生による、不眠治療のノウハウがこの1冊に！

2018年度診療報酬改定に伴って、睡眠薬処方に大きな変化が生まれた今、知っておくべき不眠治療の知識が凝縮されています。
不眠治療に関わるすべての医師に必要な不眠の知識を、中山信一氏のイラストとともにわかりやすく解説！

新刊

CONTENTS

1. はじめに
2. 睡眠の基礎知識
3. 不眠症（不眠障害）とは
4. 睡眠薬の過去～現在
5. ベンゾジアゼピン製剤の問題点と離脱
6. ガイドラインが意図するところ
7. 睡眠薬の現在～未来
8. 症例提示
- 巻末付録

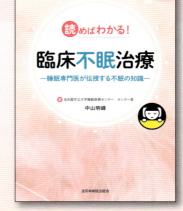

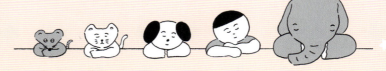

全日本病院出版会
〒113-0033　東京都文京区本郷3-16-4　Tel：03-5689-5989
www.zenniti.com　　　　　　　　　　　Fax：03-5689-8030

特集/眼瞼形成手術―形成外科医の大技・小技―

小技シリーズ

縫合糸,縫合針の種類と選択

清水雄介[*1] 笠井昭吾[*2]

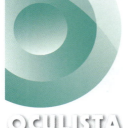

Key Words: 縫合糸(suture thread), モノフィラメント糸(monofilament suture), マルチフィラメント糸(multifilament suture), 吸収糸(absorbable suture), 非吸収糸(non-absorbable suture), 縫合針(suture needle)

Abstract: 縫合は形成外科における最も基本的な手術手技の1つである.手術をより良い結果に導くためには,手術手技の向上に努めることはもちろんであるが,多種多様な縫合材料について知識を深め,さまざまな局面に応じて適切な縫合材料を選択,使用していくことが必須である.本稿では,縫合糸,縫合針を軸に,形成外科領域で用いられている縫合材料について,その構造や性質,種類について述べている.また,縫合糸,縫合針やそのほかの縫合材料の選択の考え方や,当院での眼科関連手術における実際の使用例についても言及した.

はじめに

"縫合"は外科手術における最も基本的な手技の1つである.形成外科でも,切開・デブリードマン・アブレージョン・注入療法などを除けば,ほとんどの手術で実施される.形成外科医は,日々の診療の中で,頭部から足趾までの皮膚皮下組織のみならず,筋肉,腸管,神経,末梢血管,果ては直径0.2 mmのリンパ管まで,さまざまなものを縫合(吻合)し続けており,日夜その手技に磨きをかけている.一方,縫合に用いられる材料は,長い医療の歴史の中で医師の技術以上に多様な進化を遂げており,それぞれの特徴を把握し,適切に使い分けていくことが,より良い手術の結果へとつながってゆく.本稿では,主に形成外科領域で用いられる縫合材料について述べるとともに,当院での実際の縫合材料の選択についても実例を挙げていく.

縫合糸について

1.太さ

縫合糸の太さは一般的にUSP規格に基づいて表示されている[1].最も細い12-0から,11-0, 10-0, …, 1-0, 0, 1, 2, …9, 10と太くなっていくが,規格上同じ表示であっても幅があり,実際の太さはメーカーによって多少異なる(表1).当然のことながら,太ければ太いほど結節抗張力は強くなっていくが,太すぎると組織を傷め,縫合糸痕が目立つなどの弊害を生じる.それぞれの局面に応じた糸の太さを選択することが重要である.

2.種類

縫合糸にはさまざまなものがあるが,大きくはモノフィラメントかマルチフィラメントかの2種類×吸収性か非吸収性かの2種類=4種類に分けられる.

[*1] Yusuke SHIMIZU, 〒903-0215 沖縄県西厚町字上原207 琉球大学大学院医学研究科形成外科学講座,教授
[*2] Shogo KASAI, 同講座

表 1. 縫合糸の USP 規格

公称号数	メトリックサイズ	直径（単位 mm）	引っ張り強さ※（単位 N）	針付引き抜き強さ（単位 N）	
				平均値	各測定値
12-0	0.01	0.001〜0.009	0.01[†]	—	—
11-0	0.1	0.010〜0.019	0.06[†]	0.07	0.05
10-0	0.2	0.020〜0.029	0.19[†]	0.14	0.1
9-0	0.3	0.030〜0.039	0.42[†]	0.21	0.15
8-0	0.4	0.040〜0.049	0.59	0.49	0.25
7-0	0.5	0.050〜0.069	1.08	0.78	0.39
6-0	0.7	0.070〜0.099	1.96	1.67	0.78
5-0	1	0.10〜0.149	3.92	2.25	1.08
4-0	1.5	0.15〜0.199	5.88	4.41	2.25
3-0	2	0.20〜0.269	9.41	6.66	3.33
2-0	3	0.27〜0.349	14.1	10.8	4.41
0	3.5	0.35〜0.399	21.2	14.7	4.41
1	4	0.40〜0.499	26.7	17.6	5.88
2	5	0.50〜0.599	34.5	17.6	6.86
3 and 4	6	0.60〜0.699	47.8	17.6	6.86
5	7	0.70〜0.799	60.4	17.6	6.86
6	8	0.80〜0.899	71.3	17.6	6.86
7	9	0.90〜0.999	88.6	17.6	6.86
8	10	1.00〜1.099	88.6	17.6	6.86
9	11	1.10〜1.199	88.6	17.6	6.86
10	12	1.20〜1.299	88.6	17.6	6.86

※号数 9-0 以下の細い縫合糸の引っ張り強さの測定に際しては，結び目を作らずそのまま測定を行う．

モノフィラメントは，糸が 1 本の繊維から構成されるものである．長所として，組織損傷が少ないこと，細菌が生着しにくく感染源になりにくいこと，が挙げられるが，特に糸が太くなるほど硬く取り回しが難しくなること，柔軟性に欠けるため結紮が緩みやすく結び目も大きくなりやすいこと，などの短所がある．

マルチフィラメントは複数の繊維を編むか撚るかして糸の形にしたものである．モノフィラメントと比べ，柔軟性に優れるため，結紮を締めこみやすく，操作性もよい．一方，糸を通す際に組織の損傷が起きやすい（＝穴が広がってしまいやすい），硬い組織を通そうとするとばらけることが

ある，繊維の隙間に細菌が入り込み，感染源となりやすい，などの短所がある（図 1）[2)3)]．

非吸収糸の原料は，天然素材である絹，合成素材であるナイロン，ポリプロピレン，ポリエステルなどである．比較的安価であり，抗張力は長期にわたって維持される（糸そのものの抗張力は永続的であるが，実際には組織の緩みなどが生じる）一方，特にマルチフィラメントのものは縫合糸膿瘍の原因になることが少なくない．

吸収糸は，ポリジオキサノンやポリグリコネート，グリコライド，ポリグリコール酸などから作られる[4)5)]．吸収糸の抗張力は時間とともに失われていくため，かつては真皮縫合に適さないとされ

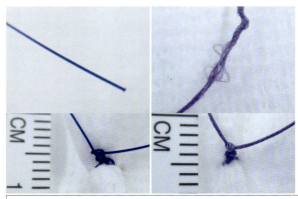
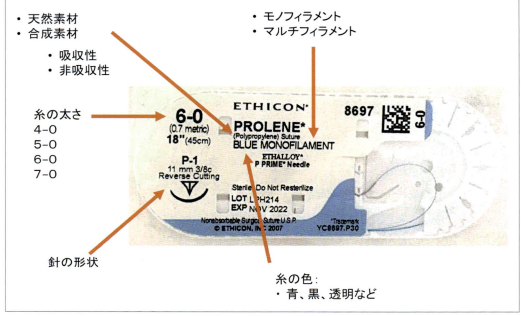

図 1. モノフィラメントとマルチフィラメント
a：3-0ナイロン（モノフィラメント）　　b：3-0バイクリル（マルチフィラメント）
c：糸の種類（日本医科大学千葉北総病院形成外科　秋元正宇先生のご厚意による）

a	b
c	

ていた．しかし，最近では持続期間が長いものが開発されており，長期的な縫合糸膿瘍のリスクも少ないため，深部や皮下での使用機会は格段に多くなっている．もっとも，比較的高価であるうえ，完全吸収されるまでには意外と時間がかかり，また，吸収される際の加水分解により炎症を起こすこともあるため，必ずしも非吸収糸に比べて優位とはいえない（表2）．

3．縫合糸選択の際の考え方の例

実際に縫合糸をどのように選択していくか，ということは術者の好みや施設の経済状況などによるところも大きいが，まず，縫合糸はすべて異物であるから，感染予防の観点からは，できるだけモノフィラメント糸を用いる選択をすべきである．そのうえで，結紮が緩みそうな局面ではマルチフィラメント糸を選択する．また，深部であればあるほど縫合糸膿瘍が重篤になりやすいため，できるだけ吸収糸を用いることが望ましいが，緊張が常時加わる箇所や糸の緩みが致命的になるような箇所では非吸収糸を用いる．逆に，皮下，真皮レベルであれば，縫合糸膿瘍が生じたとしてもすぐに対応できるため，必ずしも吸収糸を用いる必要はない（しかし，その場合は後日埋没糸の露出が生じる可能性と抜糸の必要性を事前に伝えて

表 2. 日本で主に流通する縫合糸と商品名

		素材	商品名	抗張力	吸収期間	会社
非吸収糸	モノフィラメント	ナイロン	ナイロン			各社
		ポリプロピレン	ネスピレン			ネスコ
			プロリーン			エチコン
			ベアレン			ベアー
		ポリフッ化ビニリデン	アスフレックス			クラウンジュン
			プロノバ			エチコン
			モノフレン			ネスコ
	マルチフィラメント	ポリエステル	エチボンド			エチコン
			タイクロン			コヴィディエン
			ネスポーレン			ネスコ
		ナイロン	サージロン			コヴィディエン
			ナイロンブレード			クラウンジュン
			ニューロロン			エチコン
吸収糸	モノフィラメント	ポリジオキサノン	ポリニューロン	6週間	180〜210日	ケイセイ医科
			モノスティンガー	6週間	60〜90日	ベアー
			モノディオックス	6週間	180〜220日	ネスコ
			PDS II	6週間	182〜238日	エチコン
		ポリグリコネート	マクソン	6週間	180日	コヴィディエン
		ポリグリコマー	カプロシン	10日	56日	コヴィディエン
			バイオシン	3週間	90〜110日	コヴィディエン
	マルチフィラメント	ポリグラクチン	バイクリル	4週間	56〜70日	エチコン
			バイクリルラピッド	5日間	42日	エチコン
		ポリグリコール酸	オペポリックス	3週間	90日	ネスコ
			クレイヨン	8週間	105日	ケイセイ医科
			ブイゾーブ	3週間	105日	クラウンジュン

おくべきである). 特に, 最近では殺菌薬でコーティングされた縫合糸なども売り出されているが, 高価である割に形成外科領域でそのコストに見合った効果を実感することは少ないため, 状況によっては有用な可能性はあるものの, あえてこれを選択する理由はない[6]. 表面縫合では, 小児の手足など, 抜糸の手間を省くために吸収糸で行うこともあるが[7], 自然抜糸までの期間が比較的長いうえ, 加水分解による炎症も加わり, 縫合糸痕がかなり目立ちやすい. 原則として非吸収モノフィラメント糸で縫合し, 適切なタイミングで抜糸を行ったほうが瘢痕はきれいになるため, 状況に応じて選択されたい.

針について

1. 針の構造

縫合針は, その形状により, 直針と弯曲針に分けられる. 形成外科領域では, 基本的には弯曲針を用いることが多い.

弯曲針は, 針先(ポイント), ボディ, 針根部(ス

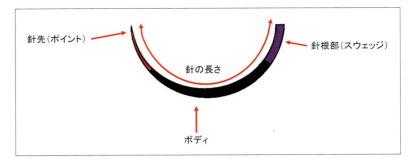

図 2. 針の構造

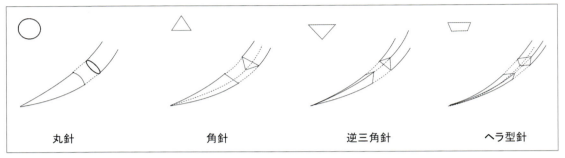

図 3. 針先の構造

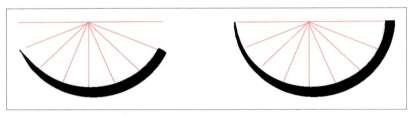

図 4.
弱弯針(左)と強弯針(右)
弱弯(3/8円)針と強弯(1/2円)針．施設によっても異なるが，この2つを基本とすることが多い．

ウェッジ)からなる(図2)．

2. 針先の形状

断面の形状から，丸針と角針に大きく分けられる．丸針は，組織損傷が少ないが，刺通力が弱い．角針は，角が刃となって組織を切りながら進むため，刺通力は強いが，もろい組織に用いると裂けてしまいやすい．丸針の中には，針先のみ角(刃)となって刺通力を高めたものや，極めて柔らかい組織に用いるための鈍針などがある．角針は，断面の三角形の頂角が弯曲針の中心側を向いた角針，三角形の頂角が弯曲の外側を向いた逆三角針，眼科領域でよく用いられるヘラ型針などに分かれる(図3)[4)8)]．

3. 針の長さと弯曲

針の長さは針先から針根部までの長さで表される．針の弯曲は円周の中で占める割合を用いて表される．中でも，3/8は弱弯，1/2は強弯と称されることが多い(図4)．

4. 針根部の構造

針根部は糸とつながる部分のことで，糸と連続した無傷針(アトラウマティック針)，弾機孔針(バネ孔)，普通孔針(ナミ孔)などがある(図5)．無傷針には，糸が外れにくいタイプと，糸が容易に外れるコントロールリリースタイプ(複数本セットのもの)とがある．針と糸が同じラインでつながるため，組織損傷は最も少ないが，針根部が中空であり，針が曲がりやすい(図6)．また，一度針と糸が外れると，再び装着することはできない．弾機孔針は構造上針根部が幅広くなるため，組織損傷が大きくなるが，強度があり，糸の着脱が自在である，というメリットがある．普通孔針は弾機孔針に比べると針根部が細く，組織損傷は小さいが，糸の着脱が煩雑なので，あまり用いられない．

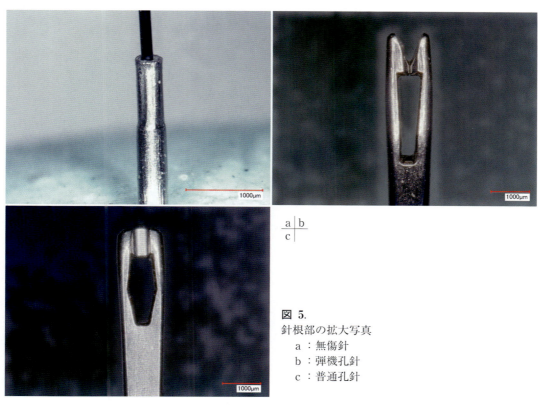

図 5.
針根部の拡大写真
　a：無傷針
　b：弾機孔針
　c：普通孔針

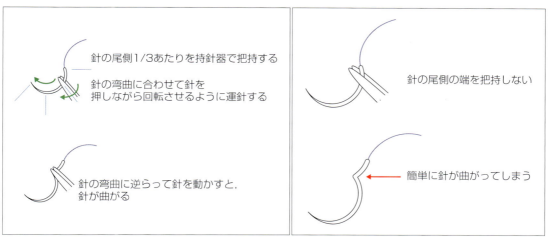

図 6. 針の持ち方と運針（日本医科大学千葉北総病院形成外科 秋元正宇先生のご厚意による）

5. 針の選択の考え方と例

　形成外科では，植皮のタイオーバー固定，ドレーン類の固定や皮弁の一時的な固定などの状況を除いて，無傷針を用いる機会が多い．基本的には，皮膚，真皮などの硬い組織に対しては角針を，粘膜などの柔らかい組織に対しては丸針を用いる．硬いが裂けやすい組織（軟骨，瞼板や口蓋粘膜など）では，逆三角針を用いることで糸による組織の損傷を防ぐことができる，とされるが，最近では丸針でも角針並みの刺通性を誇るものもあり，さらに一度でも裂けてしまうと縫い代がなくなってしまうこともあるため，できる限り丸針を用いたほうがよい．

　丸針で愛護的に刺通しても，運針の方向によってどうしても組織損傷が起きてしまうことがある．硬化の強い動脈壁（内膜と外膜が剝がれてし

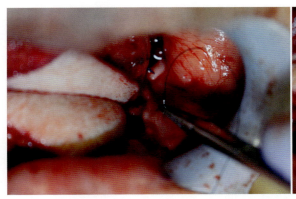
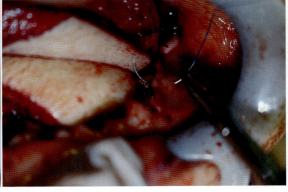

図 7. 深い視野での運針　　　　　　　　　　　a|b
口腔底再建症例．a は針長 13 mm, b は針長 22 mm．a は針先が出ていない．深い視野で小さな針を用いると埋入しやすい．

まう）や脆弱なリンパ管などがこれにあたる．そのようなもの同士を縫合・吻合するときには，両端針を用いる．

針の弯曲や長さは術者の好みによるところがかなり大きい．表面縫合など，結び目が上にくるいわゆる"表縫い"では，弱弯針のほうが手首の角度をつける必要がないため運針しやすいが，真皮縫合など結び目が下にくる"中縫い"では強弯針のほうが運針しやすい．また，咽頭など深くワーキングスペースの限られる部位での縫合では，針が短すぎると組織内で見失うことがあり，大きすぎると周囲の組織に引っかかって動きが制限されやすい．また，弱弯針では先端を出しにくい．したがって，邪魔にならない範囲でできるだけ大きな強弯針を使用するのがよい．障害がない場所では，大きめの針を選択したほうが，操作がしやすいことが多い（図 7）．

その他の縫合材料について[5)9)]

1．皮膚接着剤

シアノアクリレート系の接着剤は，一般，工業目的でも広く用いられているが，医療用には 2-オクチル-シアノアクリレート，n-2-ブチル-シアノアクリレート，2-エチル-シアノアクリレートが用いられている．接着剤と硬化剤を混ぜて塗ると，数分で重合硬化が起こる．抜糸の手間がなく，縫合糸痕もないが，開いた創を接着させるほどの抗張力はないため，真皮縫合を密に行う必要があるうえ，高価である．

2．サージカルテープ

粘着力の強い紙テープで皮膚を接合させるものである．簡便であり，救急外来で小児の挫創・裂創などに用いられることもあるが，実際には滲出液の多い新鮮外傷ではすぐにはがれてしまうため，不向きである．真皮縫合で創縁が確実に接合している際などに，縫合糸痕が残らないようにしたり抜糸の手間を省いたりする目的で用いるのがよい．

3．スキンステープラー

ステンレス製のステープラーで皮膚を接合させるもので，手術時間の大幅な短縮が得られる長所がある．特に，頭皮ではステープラー痕が目立ちにくいうえ，毛髪内の抜糸に比べ抜鈎は容易であるため，良い適応となる．しかし，通常の皮膚露出面では，創縁を正確に合わせることが難しいうえ，ステープラー痕が目立つため，整容目的の手術で用いるべきではない．長時間に及ぶ再建手術等の閉創で用いることが多い．

琉球大学形成外科での眼科関連手術における縫合材料の選択

琉球大学形成外科での状況別使用例を以下に示す．実際には，施設や医師によっても，場合によっては同じ医師・同じ状況であっても，異なる使用方法となることがあるため，あくまでも参考として挙げるものである．

1．表面縫合（図 8）

多くの部位では真皮縫合，表面縫合の 2 層で閉

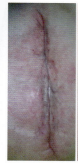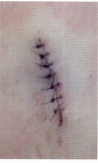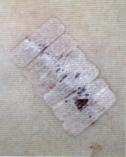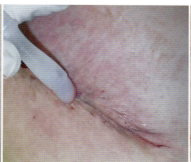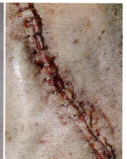

a｜b｜c｜d｜e

図 8. 表面縫合
a：真皮縫合終了時点　　b：皮膚縫合終了後　　c：テーピングによる固定
d：接着剤による固定　　e：ステープラーによる固定

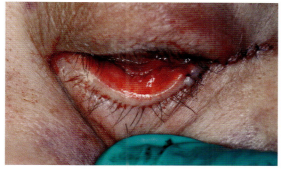

図 9. 眼瞼結膜縫合
下眼瞼縫合後．術者は頭側に立つため，実際の視野は上下逆である．結び目が眼球側に出ないようにモノフィラメント吸収糸で連続縫合を行っている．

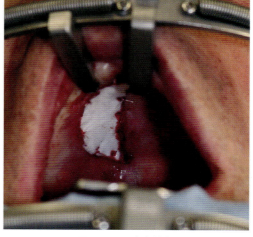

図 10. 口腔内縫合
下眼瞼全層欠損に対する硬口蓋粘膜採取後，人工真皮を 5-0 モノフィラメント吸収糸で固定した．

創している．緊張のある部位では真皮縫合の前に皮下縫合を行い，減張を行う．例えば，顔面皮膚では真皮 5-0 強弯角針モノフィラメント吸収糸，皮膚 6-0 弱弯角針ナイロン，などといった具合である．体幹や四肢では真皮を 3-0 や 4-0，皮膚を 4-0 や 5-0 の太さで縫合している．皮膚の薄い眼瞼では真皮縫合の必要はないため，6-0 または 7-0 角針ナイロンの 1 層縫合としている．

2．眼瞼結膜縫合

眼窩骨折などでは経結膜切開によるアプローチを行うことが多い．結膜の閉創は，6-0 強弯丸針モノフィラメント吸収糸での連続縫合を行うことが多い．この際，角膜損傷などを防ぐため，結び目は結膜下に埋入するようにしている．マルチフィラメント吸収糸で結膜縫合を行うと，眼脂が非常に多くなるため，我々は用いていない（図 9）．

3．口腔粘膜縫合

結膜欠損への口蓋粘膜移植などの際，欠損部に人工真皮を固定しているが，口腔内は抜糸の必要がない吸収糸で縫合している．モノフィラメントを用いるかマルチフィラメントを用いるかは好みが分かれるが，口腔内ではマルチフィラメントを用いると食物残渣が付着して汚染されやすい．モノフィラメントのほうが清潔を保ちやすいが，異物感を訴えることがある（図 10）．

4．眼瞼挙筋腱膜固定

上眼瞼挙筋腱膜を瞼板に固定するが，腱膜，瞼板とも裂けやすいため，6-0 モノフィラメントの弱弯または強弯丸針付き縫合糸を用いている．ポリプロピレン製の非吸収糸を用いることが多い

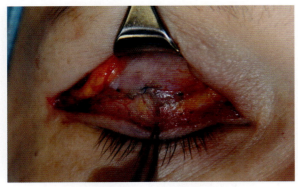

図11. 眼瞼挙筋腱膜固定
本症例ではモノフィラメント非吸収糸で3か所腱膜と瞼板の固定を行った.

が，医師によってはポリジオキサノン製の吸収糸を用いている．吸収糸であっても，抗張力が保たれている間に組織の癒着が完了するため，結果に大きな差異はない(図11).

文　献

1) 厚生労働省：非吸収性縫合糸認証基準(案).
   https://www.mhlw.go.jp/file/05-Shingikai-11121000-Iyakushokuhinkyoku-Soumuka/shiryo1_1.pdf
2) 福田　修：形成外科の基本的手術手技．形成外科学入門．荻野洋一ほか編．南山堂，pp. 27-41, 1978.
   Summary　形成外科の基本手技を示している文献.
3) 鬼塚卓弥：術中の基本的事項．形成外科手術書(改訂第3版)基礎編．南江堂，pp. 16-33, 1999.
4) 菊池雄二，仲沢弘明：形成外科における縫合材料．PEPARS, 123：6-15, 2017.
   Summary　形成外科で使用される縫合材料について示した文献.
5) 菅又　章：縫合材料．形成外科, 61：371-379, 2018.
   Summary　縫合材料について詳述している文献.
6) Guo J：Efficacy of tricosan-coated sutures for reducing risk of surgical site infection in adults：a meta-analysis of randomized clinical trials. J Surg Res, 201：105-117, 2016.
   Summary　抗菌薬コートした糸がSSIを減らすことを示した文献.
7) Matsumine H, Takeuchi M：Usefulness of irradiated polyglactin 910(Vicryl Rapide)for skin suturing during surgery for lateral ray polydactyly of the toes in children. Plast Reconstr Surg Glob Open, 1(6)：e42, 2013.
   Summary　小児に対してvicrylを用いて，抜糸の手間を省いたことを示す文献.
8) 河奈裕正，朝波惣一郎，行木英生：縫合～その3—縫合針—．インプラント治療に役立つ外科基本手技—切開と縫合テクニックのすべて—．クインテッセンス出版，pp. 38-43, 2000.
   Summary　縫合針について詳述している文献.
9) 田中一郎，中島龍夫：表皮縫合—糸による皮膚縫合とその他の創閉鎖法—．PEPARS, 14：22-26, 2007.
   Summary　表皮縫合について詳述している文献.

きず・きずあとを扱うすべての外科系医師に送る！

ケロイド・肥厚性瘢痕 診断・治療指針 2018

編集／瘢痕・ケロイド治療研究会

2018年7月発行　B5判　オールカラー　102頁　定価（本体価格3,800円＋税）

難渋するケロイド・肥厚性瘢痕治療の道しるべ
　瘢痕・ケロイド治療研究会の総力を挙げてまとめました！

目次

Ⅰ　診断アルゴリズム
1. ケロイド・肥厚性瘢痕の診断アルゴリズム
2. ケロイド・肥厚性瘢痕と外観が類似している良性腫瘍の鑑別診断
3. ケロイド・肥厚性瘢痕と外観が類似している悪性腫瘍の鑑別診断
4. ケロイド・肥厚性瘢痕の臨床診断
5. ケロイド・肥厚性瘢痕の病理診断
6. ケロイド・肥厚性瘢痕の画像診断

JSW Scar Scale（JSS）2015

Ⅱ　治療アルゴリズム
1. 一般施設での加療
2. 専門施設での加療

Ⅲ　治療法各論
1. 副腎皮質ホルモン剤（テープ）
2. 副腎皮質ホルモン剤（注射）
3. その他外用剤
4. 内服薬（トラニラスト，柴苓湯）
5. 安静・固定療法（テープ，ジェルシート）
6. 圧迫療法（包帯，サポーター，ガーメントなど）
7. 手術（単純縫合）
8. 手術（くり抜き法，部分切除術）
9. 手術（Z形成術）
10. 手術（植皮，皮弁）
11. 術後放射線治療
12. 放射線単独治療
13. レーザー治療
14. メイクアップ治療
15. 精神的ケア
16. その他
　　凍結療法／5-FU療法／ボツリヌス毒素療法／脂肪注入療法

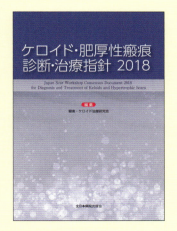

Ⅳ　部位別治療指針
1. 耳介軟骨部
2. 耳介耳垂部
3. 下顎部
4. 前胸部（正中切開）
5. 前胸部（その他）
6. 上腕部
7. 肩甲部
8. 関節部（手・肘・膝・足）
9. 腹部（正中切開）
10. 腹部（その他）
11. 恥骨上部
12. その他

（株）全日本病院出版会

〒113-0033　東京都文京区本郷3-16-4
TEL：03-5689-5989　FAX：03-5689-8030
www.zenniti.com

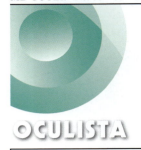

特集／眼瞼形成手術—形成外科医の大技・小技—

小技シリーズ

眼瞼における創傷治癒の特徴と術後ケア

小川　令*

Key Words : 創傷治癒(wound healing), ケロイド(keloid), 肥厚性瘢痕(hypertrophic scar), 成熟瘢痕(mature scar), 瘢痕拘縮(scar contracture), 張力(tension)

Abstract : 眼瞼は創傷治癒が円滑に進む部位であり，創傷治癒遅延が問題となることは少ない．しかし，皮膚の創傷治癒のメカニズムを理解することは，合併症を限りなく減らすために大切である．上眼瞼は解剖学的に強い張力がかからない部位であるため，真皮，特に真皮網状層は極めて薄い．上眼瞼の余剰皮膚切除を考えても，皺の方向に適切な幅で皮膚を切除するのであれば，術後創部に過剰な力がかかることはなく，術後の創固定なども不要である．あらゆる外科手術で問題となるケロイド・肥厚性瘢痕は真皮網状層で持続する炎症であり，張力や高血圧，妊娠などが発症・悪化のリスクとなる．しかし眼瞼の場合，かかる張力が小さく，真皮も薄い上眼瞼では，熱傷や外傷で広範囲に拘縮が生じた場合を除いて，ケロイド・肥厚性瘢痕が生じることは稀であると言って良い．

はじめに

眼瞼は創傷治癒が円滑に進む部位であり，創傷治癒遅延やケロイド・肥厚性瘢痕が問題となることは少ない．しかし，皮膚の創傷治癒のメカニズムを理解することは，合併症を減らすために大切である．本稿では，創傷治癒の概念や，眼瞼皮膚の解剖学的特徴，術後の注意点などについて文献的考察を加え報告する．

創傷治癒の概念

皮膚の創傷治癒はたいへん複雑なメカニズムから成っている．体表面を被覆する表皮は基底細胞が分裂・増殖して創面を被覆し，やがて重層化し，細胞と細胞の間に間質がなく血管もなく修復されるため，基本的には「再生」ともいえる創傷治癒過程を経る(ただし，皮膚付属器は再生しない)．しかし，表皮の下の真皮はひとたび創ができると，血管透過性亢進，炎症細胞浸潤，線維芽細胞による膠原線維の増殖，血管内皮細胞による血管新生，神経線維の伸張など種々のイベントが生じ，最終的に瘢痕を形成し修復される．「再生：regeneration」からはほど遠い「修復：repair」にとどまる．開放創の場合，肉芽が生成され，その上に上皮形成し創閉鎖が完了しても，真皮では長い間炎症が続き，リモデリングの過程を経て，成熟瘢痕となっていく．この創傷治癒のステージはわかりやすく 4 つに分類可能である(図 1)．

1．凝固期

まず創が生じると皮下組織や皮膚の血管が切断・破壊されることにより出血するが，血管の収縮と血小板の凝集によって止血される．この際，血小板はただ血液を凝固させるだけでなく，種々の成長因子を放出し，病原体を排除する白血球，すなわち好中球や単球(マクロファージ)を含む炎症細胞の遊走を促進させる．血小板からこのよう

---

* Rei OGAWA, 〒113-8603 東京都文京区千駄木 1-1-5 日本医科大学形成外科, 主任教授

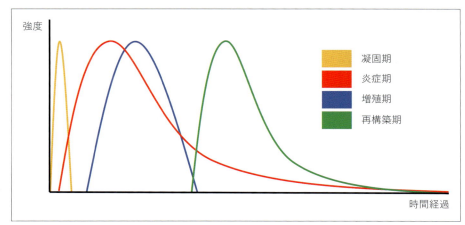

図 1.
創傷治癒のステージ

な炎症性シグナルが出ることにより,体が生物学的に創を認識し,炎症期へと移行することとなる.血小板から分泌される代表的な物質はフィブリンの原料となるフィブリノーゲンである.また,血管作動物質として,トロンボキサンやセロトニンを分泌し,フィブリノーゲンをフィブリンに変えるのにも重要な役割を果たす.トロンボキサンは,それ自体でも血小板を凝集させる.セロトニンは血管を収縮させる作用がある.また,白血球を遊走させるのが,血小板由来増殖因子(PDGF)や上皮成長因子(EGF),トランスフォーミング成長因子(TGF-β)などの増殖因子である.血液凝固に伴って産生されたブラジキニンは血管透過性を亢進させる.

これら血小板を介した血管に由来する炎症とは別に,神経系を介した炎症も生じる.末梢神経も損傷あるいは刺激されることにより,脳に痛みの信号を送り疼痛を感じるが,さらに末梢神経から脊髄に伝わった信号は脊髄で神経伝達物質を産生し,軸索輸送によって創部にこれらが蓄積する.これは後に神経原性炎症の原因となる[1].

2.炎症期

凝固期に続き,上記のような複雑で折り重なるように生じる炎症が徐々に強くなる.血管の透過性が亢進することにより,種々のシグナルを介し,白血球などの炎症細胞だけでなく,骨髄由来の多くの幹細胞や未分化な細胞,たとえば血管内皮前駆細胞(endothelial progenitor cells:EPCs)などが血液中から創部に遊走する[2].白血球による貪食や抗原抗体反応によって皮膚というバリア機能が破壊されたことによって侵入した病原体が死ぬ.種々の細胞が種々の役割を担い,創傷治癒過程が進む.創傷治癒は決して局所の問題ではなく,全身の問題である,と考えるべきである.

3.増殖期

炎症期は白血球などを含む滲出液によって担われているが,次は線維芽細胞を主体とした,膠原線維(コラーゲン)の分泌に伴う創傷治癒過程となる.死腔などが存在すれば,この線維芽細胞が遊走・増殖し,また膠原線維を産生する.また,血管新生が生じてこれらの線維組織に豊富な血流が供給される.これが肉芽といわれるものであり,良好な肉芽は毛細血管を豊富に含み,増殖および収縮が良好である.これにはα-平滑筋アクチン(α-smooth muscle actin:α-SMA)を細胞内に有する筋線維芽細胞が関与する.ただし過剰に創が収縮しすぎると瘢痕拘縮や肥厚性瘢痕,ケロイドの原因となるため,開放創はできるだけ早期に縫合したり,植皮や皮弁で閉鎖するという外科的治療が必要となる.

4.再構築期

創傷治癒が順調に経過した場合,過剰に形成された膠原線維や血管が減少し,瘢痕の成熟化が生じる.これを「再構築期」あるいは「リモデリング期」という.炎症細胞がほぼ消失した時点で創傷治癒が完了する.瘢痕ではメラノサイトは減少しているため,外観は白色調になり,幅の広い瘢痕が生じると目立つ.

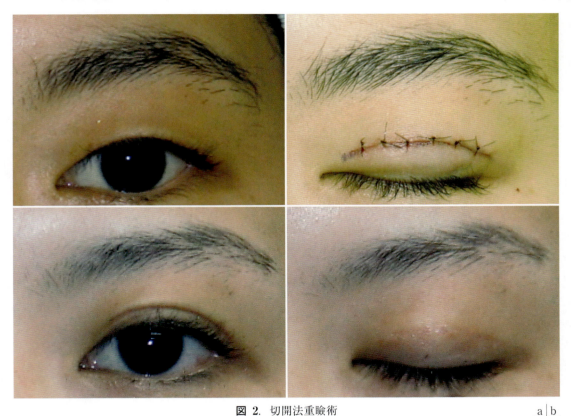

図 2. 切開法重瞼術
術後1か月で外観上目立たない瘢痕が形成されつつあるが，再構築期の最中であり，まだ創傷治癒は完了していない．
a：術前　　b：術直後　　c, d：術後1か月

眼瞼と他の部位の創傷治癒の差異

眼瞼の外傷や手術創においても，上記のような複雑な創傷治癒が生じるが，眼瞼は血流の豊富な部位であり，また，過剰な張力がかからない部位であるため，創傷治癒過程は，糖尿病や免疫抑制剤の内服中といった免疫が抑制された状態でない限り，円滑に進む．通常の手術であれば炎症期は術後1～2日がピークとなり，5～7日で上皮化は完了，個人差はあるものの再構築期は3～6か月以内にほぼ終了すると考えて良い．眼瞼下垂などの手術では術後1か月もすると外観上ほぼ創がわからない程度になるが，もし組織生検をして観察したならば，まだ炎症細胞も存在し，増殖した血管や膠原線維が減少している途中であることがわかるはずである(図2)．眼瞼の場合，再手術までは最低でも3～6か月は待ったほうが良いのはこのためである．

たとえば，前胸部や背部の手術創などは，日常動作で上肢を動かすため，創に周期的に張力がかかり続けるため，炎症が遷延する．術後最低でも3～6か月のテープ固定を要することが多く，ゆっくりと創の炎症が軽減し，成熟化が進行する．半年～1年で創が目立たなくなれば早いほうで，中には炎症が遷延・増強し，肥厚性瘢痕・ケロイド(図3)となり，創傷治癒が完了するどころか，慢性化することさえある．一方，眼瞼では真皮網状層が極めて薄いため[3]，真皮網状層で炎症が持続しにくく，ケロイド・肥厚性瘢痕は生じにくい[4]．

眼瞼と他の部位の解剖学的差異

眼瞼は他の部位と比較して創傷治癒が早く進行し，さらにケロイド・肥厚性瘢痕などの合併症になりにくい．その理由は皮膚の解剖学的差異による．真皮の細胞外基質は，グリコサミノグリカン，プロテオグリカンなどの基質と，膠原線維や弾性

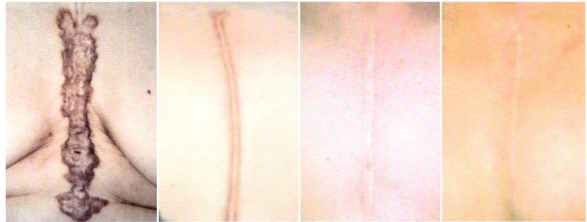

a|b|c|d　　**図 3. ケロイド・肥厚性瘢痕・成熟瘢痕の違い（前胸部の手術後創の例）**
炎症が強く遷延すると，ケロイドを生じ，周囲に炎症が波及する．炎症がそれほど強くなく，自然軽快するものが肥厚性瘢痕であり，やがて成熟瘢痕となる．
　a：典型的なケロイド　　　　　　　　　　　　b：典型的な肥厚性瘢痕
　c：肥厚性瘢痕が治癒して生じた成熟瘢痕　　　d：創傷治癒が正常に経過して生じた成熟瘢痕

線維，細網線維といった線維から構成される．物理的な強度を保っている特徴的なものは①基質，②膠原線維，③弾性線維，であり，基質は皮膚のつぶされる圧力に抵抗する力，膠原線維は引っ張られる力に抵抗する力，弾性線維は伸縮することで柔軟性を有している．

前胸部は大胸筋が発達しているが，これは上肢の運動によって強い力がかかるからである．よって，手術で前胸部にメスを入れれば，大きく傷が開くが，通常から強い力がかかっていることがわかる．この力に抵抗するために，膠原線維を主体とする真皮が厚く形成されている（真皮の下部の真皮網状層が厚くなっている）．

一方，上眼瞼には前胸部のような強い力はかからない．強く閉眼しても，強く開眼しても，皮膚は軽くつまむことができ，高齢になれば皮膚がたるんで視野を妨げることさえある．解剖学的に強い張力がかからない部位では，皮膚に抗張力は不要であるため，真皮，特に真皮網状層は極めて薄い[3]．上眼瞼の余剰皮膚切除を考えても，皺の方向に適切な幅で皮膚を切除するのであれば，術後創部に過剰な力がかかることはなく，術後の創固定なども不要である．

ケロイド・肥厚性瘢痕は真皮網状層で持続する炎症であるため[5]，張力が小さく，真皮も薄い上眼瞼ではケロイド・肥厚性瘢痕は熱傷で広範囲に拘縮が生じた場合を除いて生じないと言って良い[4]．

ケロイド・肥厚性瘢痕の概念

目立つ瘢痕の代表はケロイド・肥厚性瘢痕である．術後，瘢痕が1～2か月して徐々に赤く隆起してきた場合をいう．手術以外では，多くはざ瘡（ニキビ）から発症するが，熱傷・外傷創，ピアスの穴，BCGの注射などによって生じる．

創ができてからしばらくの間だけ，傷が赤く盛り上がることがあり，これを「肥厚性瘢痕」という．創が関節部や頸部など，張力がかかる場所にできると，ほとんどの傷が肥厚性瘢痕となる．肥厚性瘢痕は創傷治癒過程が遷延し，真皮の炎症がなかなか引かない瘢痕といえる．たとえば関節部の創は常に張力がかかるため，その都度炎症が生じ，完全に炎症が消失して瘢痕の成熟化が完了するまで1～5年くらいかかることもある．

肥厚性瘢痕よりも炎症が長く，強く続くものを「ケロイド」という．ケロイドの発症にはいわゆる「ケロイド体質」の関与が大きく，遺伝することもある．ケロイドは特に意識しないような小さな傷，たとえばざ瘡や毛囊炎などからも生じる．幼少期からケロイドができる人や，高齢になってか

ら初めてケロイドができる人もいるが，その原因や悪化要因は種々ある．

また，肥厚性瘢痕やケロイドを治療せずに放置した場合，徐々に膠原線維が蓄積して硬くなり，関節などで拘縮を起こすことがあり，これを「瘢痕拘縮」という．瘢痕拘縮を生じてしまうと，柔らかくなるまでに相当な時間がかかるため，手術適応となることが多い．

これら創で持続する炎症の原因となるものは多くあるが，張力を筆頭に，繰り返す感染や，高血圧，妊娠などもケロイド・肥厚性瘢痕を発症・悪化させるリスク因子であることがわかっている．今ではこのような理解が進み，ケロイド・肥厚性瘢痕はほぼ日常生活で困らない程度まで治療できる疾患となった[6)7)]．

眼瞼の手術の合併症を減らすために

眼瞼の手術では，縫合により張力がかかることは少なく，術後感染も生じにくい部位であるため，ケロイド・肥厚性瘢痕を生じるリスクは少ない．ただし，眼瞼下垂手術直後からハードコンタクトレンズを装着した場合，眼瞼に物理的刺激が加わることが推測され，創傷治癒が遷延し，一時的に硬くなったり発赤が遷延したりすることを経験する．円錐角膜などの治療目的でハードコンタクトレンズを装着し続けなければならない場合の眼瞼下垂手術の術後は注意を要する．

通常，眼瞼の手術後は，術後5～7日で抜糸が可能な状態となるが，糖尿病や免疫抑制剤内服などによる免疫低下状態で手術した場合など，抜糸までの期間を延ばすことも大切である．

縫合の糸に関しては，表面縫合には必ず非吸収糸を使う．ナイロン糸やポリプロピレン糸は炎症反応を起こしにくいため，表面縫合に向いている．一方，吸収糸は加水分解されていくことを目的としているため，たとえ創傷治癒の早い眼瞼だとしても，炎症が惹起されるため表面縫合に使用すべきではない．

抜糸後も発赤が遷延する場合は，抗炎症剤である非ステロイド系抗炎症剤（スタデルム®軟膏など）や弱いステロイド軟膏（ロコイド®軟膏やリンデロン®V軟膏，リンデロン®VG軟膏など）を短期間使用すると良い[7)]．

まとめ

眼瞼は創傷治癒が円滑に進む部位である．熱傷や外傷による広範な損傷を除いて，創傷治癒遅延やケロイド・肥厚性瘢痕が問題となることは少ない．しかし，皮膚の創傷治癒のメカニズムを理解し，少しでも円滑な創傷治癒を目指す姿勢は合併症を限りなくゼロに近づけるために常に大切である．

文　献

1) Yonehara N, Yoshimura M：ラット足の熱による炎症に対する一酸化窒素とサブスタンスPの相互作用．Neurosci Res, **36**：35-43, 2001.

2) 田中里佳，宮坂宗男，浅原孝之：新しい治療法 糖尿病性潰瘍に対する最新治療―血管内皮前駆細胞移植の現状と可能性．医学のあゆみ，**237**：146-150, 2011.

3) Lee Y, Hwang K：Skin thickness of Korean adults. Surg Radiol Anat, **24**：183-189, 2002.

4) Ogawa R, Okai K, Tokumura F, et al：The relationship between skin stretching/contraction and pathologic scarring：The important role of mechanical forces in keloid generation. Wound Repair Regen, **20**：149-157, 2012.

5) Ogawa R：Keloid and Hypertrophic Scars Are the Result of Chronic Inflammation in the Reticular Dermis. Int J Mol Sci, **10**；18(3), 2017.
Summary　ケロイドや肥厚性瘢痕は真皮で持続する慢性炎症であることを示した文献．

6) Ogawa R, Akaishi S, Kuribayashi S, et al：Keloids and Hypertrophic Scars Can Now Be Cured Completely：Recent Progress in Our Understanding of the Pathogenesis of Keloids and Hypertrophic Scars and the Most Promising Current Therapeutic Strategy. J Nippon Med Sch, **83**(2)：46-53, 2016.

7) 瘢痕・ケロイド治療研究会：ケロイド・肥厚性瘢痕診断・治療指針2018，全日本病院出版会，2018.

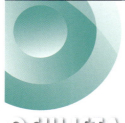

特集／眼瞼形成手術—形成外科医の大技・小技—

大技シリーズ

眼瞼下垂：どこまでやるか

小泉正樹*

Key Words: 腱膜性眼瞼下垂(aponeurotic ptosis)，挙筋前転(levator advancement)，腱膜固定(aponeurotic fixation)，退行性眼瞼下垂(involutional ptosis)，ミュラータック(Muller tuck)，瞼縁角膜反射間距離(margin-reflex distance：MRD)

Abstract: 腱膜性眼瞼下垂に対する治療の考え方は，その病態を把握したうえで，上眼瞼の開瞼機能を正常に戻すという考えのもとに行うことが求められる．腱膜性眼瞼下垂の病態は挙筋腱膜深層部の伸展・菲薄化であるので，治療は挙筋腱膜浅層部のみを瞼板に固定する腱膜固定を行う．この腱膜固定という術式は挙筋前転とは異なる考え方である．

この手術方法は，眼科領域で問題となる機能的な問題も回避でき，整容的に過矯正を避けられ，左右差の生じる確率を下げることができる．このコンセプトをもとに整容面を考慮してデザインし，ただ開瞼を得るだけでない，きれいな上眼瞼形態を形成することで，整容的・機能的に良好な「マブタ」を再建する方法である．

はじめに

加齢やコンタクトレンズで生じる腱膜性眼瞼下垂の治療は眼科・形成外科で行われることがほとんどであり，治療のゴールは，視機能，つまり視野の改善とともに整容的な要因も重要である．眼科で治療を受けられる症例は視機能を重視していることが多く，一方，形成外科で治療を受ける症例は，整容面，見ためを重視している傾向にある．

本稿では，形成外科の立場からの整容面・機能面両方を考慮した筆者が行っている手術のポイントについて述べる．

眼瞼の解剖と腱膜性眼瞼下垂の病態

Kakizakiらの報告[1]によると，眼瞼挙筋腱膜は，分厚くしっかりとした膜状組織である浅層，薄く

て脆弱な線維性の組織で構成される深層の2層からなっている．浅層は瞼板上縁より2～3 mm上方で巻き上がり眼窩隔膜に移行しており，瞼板には直接付着していない．一方，深層部は，ミュラー筋直上に接して存在し，瞼板に向かい，瞼板の上縁1/3に付着して終わる(図1)．

腱膜性眼瞼下垂は，脆弱な腱膜深層部が引き延ばされ，進行していくと，腱膜深層部は付着している瞼板からも外れていく．この状態が継続することで，さらに伸展され菲薄化していく．一方，しっかりとした組織である挙筋腱膜浅層部は，引き延ばされることはなく，瞼板から離れていく[2]．

手術のコンセプト

腱膜性眼瞼下垂の病態は，挙筋腱膜深層部の伸展による，挙筋腱膜浅層部の後退である．ミュラー筋や眼瞼挙筋筋体の問題ではない．

膜性眼瞼下垂の治療は挙筋腱膜浅層部を元の状

---

* Masaki KOIZUMI，〒460-0008 名古屋市中区栄4-13-19TKビル5F こいずみ形成クリニック，院長

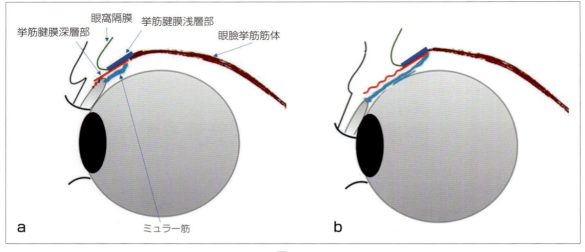

図 1.
a：正常な眼瞼の解剖．挙筋腱膜浅層部は瞼板に付着せず，反転して眼窩隔膜に移行している．
b：腱膜性眼瞼下垂の状態．挙筋腱膜深層部が伸びてしまっている．挙筋腱膜浅層部は瞼板上縁から離れていくが（退行性変化），それ自体の長さは変わらない．

（文献4より）

態に戻すことである．つまり挙筋筋体やミュラー筋には一切操作を加えないで，挙筋腱膜浅層部を瞼板に固定する方法で上眼瞼の開瞼機能を回復させる．

手術

1．デザイン

重瞼幅を何mmにするか？　皮膚切除をどの程度にするか？　これは手術を行ううえでの最初のステップであり，非常に重要である．筆者は，重瞼幅は通常6〜8 mmに設定している．術後重瞼が広すぎる合併症を避けるため，このように設定している．デザインはすべて仰臥位で行っている．この理由は，デザインしやすいことと，過度な皮膚切除を避けるためである．皮膚切除はほぼ全例で行うが切除幅の決定は図2のように行う．眉毛部で睫毛が動かない程度に上眼瞼を上方に引き上げ，デザインした重瞼線の上にペンを合わせる．マーカーペンを動かさないまま，眉毛の引き上げを解除すると皮膚が下がり重瞼線が下方にずれて，ペンの位置に下がってきた部位にマーキングする．

これを眼瞼の幅で3〜5か所行い，プロットした位置をつなげて皮膚切除量としている．

座位にて同じように確認する．あくまでもシミュレーションであるが，皮膚切除が適切であるかどうかを判断するうえで重要なことである（図3）．

2．麻酔

手術は局所麻酔下で行う．10万倍エピネフリン含有1%リドカインの眼輪筋内浸潤麻酔を行う．皮膚切除の量にもよるが片眼3〜6 mℓ注入している．最初にしっかり麻酔をしておくことで手術中に患者を痛がらせることが少ないと考えている．最初の麻酔が不十分で，腱膜固定する際に患者が痛がった場合，その時点で麻酔を追加するほうが正確な開瞼を評価することが難しくなるうえ，患者を痛がらせて緊張させることも正確な開瞼の確認が困難になると考えている．

3．皮膚切除および眼輪筋切除

皮膚切開は，浅く皮膚のみを切開するように行うことを心がけている．深くメスを入れると出血が多くなり，内出血が増える．メスを入れる深さによっては止血する時間が片眼につき1〜2分ほど長くなる．

皮膚切除に次いで，眼輪筋の切除を行う．眼輪

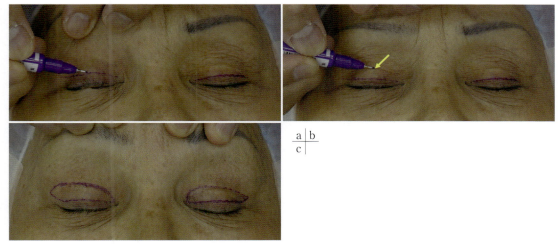

図 2. 重瞼幅は 7 mm で作成
a：睫毛が上方に動かない程度に眉毛を引き上げている．マーカーペンの先は重瞼線の上にある．
b：マーカーペンの先を動かさずに眉毛を引き上げる手を緩めると，眉毛が下がりマーカーペンの先がずれるのでその点をプロットする(矢印の先)．それを3〜5か所行い，皮膚切除量を決定する．
c：皮膚切除の範囲

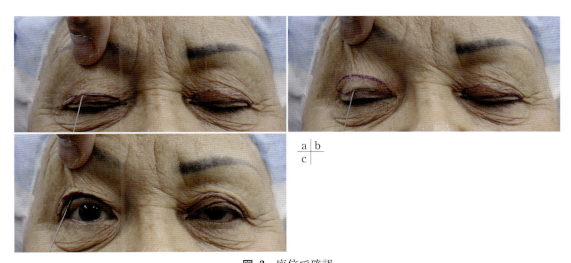

図 3. 座位で確認
a：皮膚切除の眉毛側のライン上にブジーを合わせる．
b：7 mm の二重のラインとブジーが一致するまで眉毛を引き上げる．
c：その状態で重瞼線にブジーを押し当て，開瞼させることで，皮膚切除量の確認および術後のおよそのシミュレーションを行う．

筋切除は皮膚切除よりも範囲は少ない．

睫毛側皮膚の切開創より睫毛側の眼輪筋は切除しない．これは術後の重瞼線の食い込み，へこみを予防し，違和感のない重瞼を作成するためである．また，眉毛側の眼輪筋は皮膚切除した部位よりも 5 mm は残しておくことが重要である．これは三重や予定外重瞼線を予防するうえで重要と考えている(図4)．

4．挙筋腱膜の展開・外角内角の切離

下眼瞼を押すことで，上眼瞼眼窩脂肪を押し出

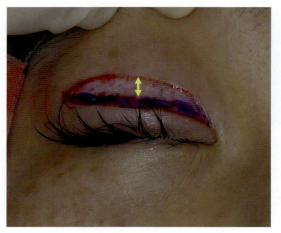
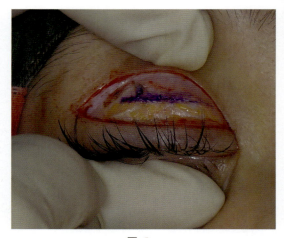

図 4.
紫でマーキングしてある部分の眼輪筋を切除する．必ず黄色い範囲の幅で眼輪筋は残す．

図 5.
下眼瞼を押すことで，上眼瞼の眼窩脂肪が押し出されるのでその部位で眼窩隔膜に横切開を入れる．

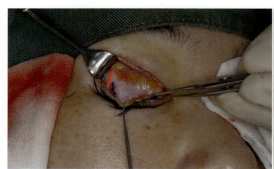

図 6.　　　　　　　　　　　　　　　　　　　　　　　　　　a｜b
a：眼瞼挙筋筋体は外側に向かって走行している．赤いラインは外角切離部位
b：外角内角切離後．挙筋は内側にシフトして挙筋筋体は上眼瞼に対して垂直方向に走行

させて，眼窩隔膜を切開反転して眼窩脂肪を上方に押し上げて，挙筋腱膜・筋体を露出させる（図5）．挙筋筋体は通常上眼瞼に対して外側に向かって走行している．

開瞼抵抗である外角内角を切離する[3]．開瞼抵抗を解除することは，眼瞼挙筋筋体および腱膜の動きを滑らかにするとともに，外側に向かって走行している眼瞼挙筋を内側にシフトさせることで内側の開瞼不足を回避し，吊り目型の見ためになる合併症を避けることができる（図6）．

5．腱膜固定

眼瞼挙筋腱膜を固定する位置は，自動的に決めている．眼瞼挙筋腱膜を固定する最初の位置は挙筋腱膜遠位端で，これは眼窩隔膜と挙筋腱膜の境目である．白く分厚い挙筋腱膜浅層部の長さは，平均5～6 mmであり，年齢による差はない[2]．

このため挙筋腱膜の浅層部の遠位端，つまり手術中の腱膜の分厚い部分と眼窩隔膜との境界部のわずかに分厚い側を固定する位置としている．こうすることで左右の前転量が解剖学的に同じとなる（図7，8）．

通常，瞳孔中央か1 mm内側で，瞼板に固定する．瞼板に固定する位置は瞼板上縁から約2 mmとしている．瞼板上縁に近いと，瞼板がたわみ三角目になることがある．これは術後2～3週間ほどで改善するが，患者に見ための不安を与えないように避けるべきものである．

左右とも中央の1点を固定した時点で，左右差なく，きれいな上眼瞼のカーブが形成されることが重要である（図9）．

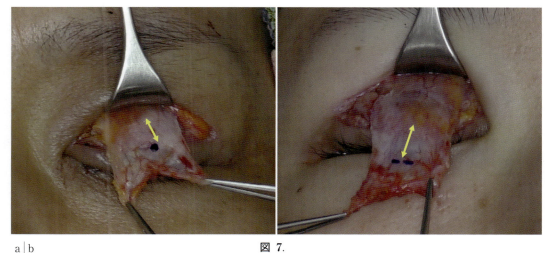

図 7.
挙筋腱膜浅層部(白い分厚い部分)と眼窩隔膜の境界部にマーキング.この部位を瞼板に固定する.a の挙筋腱膜浅層部は 5 mm,b は 7 mm

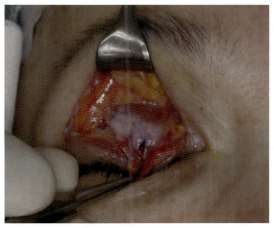

図 8.
腱膜固定を行ったところ.挙筋筋体近くに糸をかけることはない.

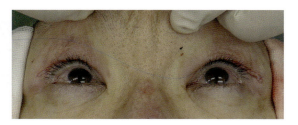

図 9.
手術中に開瞼を確認.中央のみを固定した状態での開瞼.1 点固定で,上眼瞼の均等なカーブが形成され,左右差も認めない.

内側の上りが悪いからといって,内側にさらに前転して腱膜を固定することは絶対に行わない.この場合はほとんどの症例で追加切離や,眼輪筋と瞼板前組織との癒着を剥離することで改善されることが多いからである.

次いで,中央 1 点の固定の内側・外側に 1 点ずつ,上眼瞼のカーブが変わらないように補強の固定を行い,通常 3 点固定としている.

6.重瞼の作成

瞼板に固定した挙筋腱膜の断端と皮膚縫合時に固定することで重瞼線を作成する.睫毛側皮膚-腱膜断端-眉毛側皮膚縫合を 3~4 か所行うことで重瞼を作成している(図 10).

7.症例提示

70 代,男性(図 11)

手術後の満足度を上げるために

1.手術後の MRD の決定

手術後,どの程度の MRD になるかというのは患者からしても重要な問題である.正常な MRD は年齢により異なり,その症例にとっての適正 MRD は,症例ごとに異なる.術前 MRD が 0 mm の症例を手術後 MRD が 3.5 mm にすることが目的でなく,挙筋の動きが瞼に伝わればその分だけ上眼瞼瞼縁が挙上される.この手術は,術後の目標 MRD を決定し,その目標を目指すことではなく,眼瞼挙筋の動きが瞼板に伝わるようにする手術,上眼瞼機能を正常に戻すという考えの手術である.目標の MRD を目指して行う手術では過矯

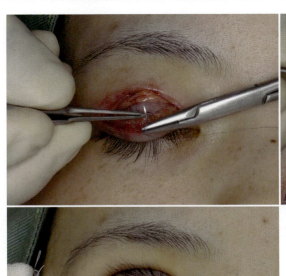
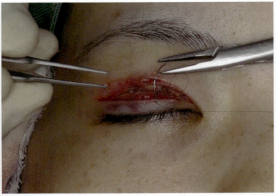
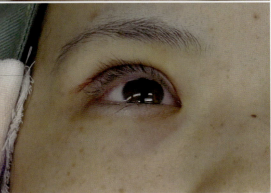

図 10.
重瞼線の作成
　a：挙筋腱膜断端に糸をかけている.
　b：眉毛側皮膚に糸をかけている.
　c：開瞼

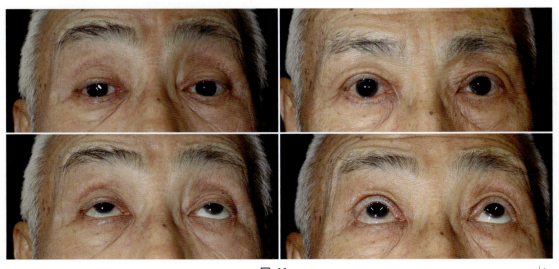

図 11.
　a：手術前. 開瞼　　　b：手術後3か月. 開瞼
　c：手術前. 上方視　　d：手術後3か月. 上方視

正が生じるリスクがあるため，それを避けるための腱膜固定術といえる.

2. 眉毛高の予測

　術後の眉毛の位置の変化を術前に正確に予測することは困難である．術後，眉毛挙上なしで開瞼可能になることが眼瞼下垂の治療がうまくいっていることと考える医師も多い．しかし，手術対象は若年者から90代の高齢者まで幅が広く，眉毛が完全に下がると顔貌の変化が大きくなるため，満足しない症例も多く生じる．基本的に術前の眉毛

挙上が，術後にゼロにならなくても問題なく，眉毛挙上の距離が手術前の半分になれば十分と考える．手術前の皮膚切除のデザインで手術を行い，眉毛下垂が予想以上に生じた場合には，眉毛下切開，眉毛上切開を考慮する．

この手術はあくまでも瞼の手術であり，眉毛下垂によるたるみについては前額の領域である．瞼の治療で前額の処置はユニットが異なるために，その部分の余剰皮膚の処置を行うことは不可能である．特に高齢者では，瞼がたるんでいるが，同じように前額にもたるみが生じている．

こういった眉毛下垂が過度に生じた症例では，眉毛下切開，眉毛上切開が適応となる．筆者は術前に，眉毛下垂が生じた場合に対する追加手術の可能性を説明している．

3．瞼縁形態と左右差について

この手術は，眼瞼の内部を正常に戻す手術であり，術前の挙筋機能が同じであれば，挙筋腱膜浅層部の遠位端を瞼板に固定することで，正常状態に近い眼瞼が再建されている．大切なことは手術中に中央の1点固定で，滑らかな上眼瞼形態が再現されること，そして左右差がない状態に再建されていることである．

腱膜固定の位置は自動的に決定されるために，万が一手術中に左右差があっても，小さいほうの眼瞼の腱膜をさらに前転させることはしない．この方法による筆者の報告[4]では，左右差で修正手術を行った症例は4.1％（877例中36例），低矯正は1.1％（877例中10例）であり，これまでの他の報告[5]~[7]と比較して特に多いということはなく，少ないぐらいであった．

4．この手術でのピットフォールを避ける工夫

①上眼瞼陥凹（sunken eyelid）の症例では，三重になりやすいため，重瞼線を6 mm，ときに5 mmぐらいと狭くして，重瞼線が上眼瞼陥凹と一致しないようにする工夫をしている．

また，眼窩脂肪が残存している症例では，重瞼線作成時に皮膚-腱膜断端-眼窩脂肪-皮膚縫合を行うことで眼窩脂肪の前進を行い，眼窩脂肪の増強（augmentation）による上眼瞼陥凹の修正を行っている．

②眉毛下垂を生じにくくする工夫として，筆者は皮膚切除を少なくしてたるみを残すことで，眉毛挙上をあえて残存させることがある．高齢者では顔貌の変化が大きくならないようにするために有効な方法である．高齢者のほうが余剰皮膚が多く皮膚切除を多くしたくなるが，実際には逆である．

③ハードコンタクトレンズ長期装用例では，ミュラー筋，挙筋腱膜，挙筋筋体が菲薄化しており，低矯正になりやすいが，この術式の考えのもとに手術を行い，低矯正になった場合には，再手術を考慮する．過矯正を回避するために前転量を変更することはしていない．

④眼瞼皮膚の分厚い若年症例では，眼輪筋下脂肪（ROOF）除去を同時に行うか，もしくは術前に眉毛下切開による追加手術の必要性も説明しておく．

終わりに

腱膜性眼瞼下垂手術の結果は，機能面と整容面が両立して初めて，満足が得られるものである．結果は患者が実際に目で見て評価することができる，ある意味美容的要素が多く含まれる治療である．保険診療といって患者に美容的要因を求めないようにするのではなく，治療レベルを上げて，ある程度の整容的要望に応えることが当たり前にできるようにすることで，より満足度を上げることが可能になる．治療する医療側にとっては厳しくもあるが，良い結果を得るために努力しがいのある治療である．

文　献

1) Kakizaki H, Zako M, Nakano T, et al：The Levator aponeurosis consists of two layers that include smooth muscle. Orthal Plast Reconstr Surg, **21**：379-382, 2005.
   Summary　眼瞼の解剖が詳細に書かれている．

臨床に最も即した解剖となっている.

2) 並木保憲：腱膜性眼瞼下垂症患者における挙筋腱膜肥厚部に関する検討. 形成外科, **60**：101-105, 2017.
   Summary 腱膜浅層部の長さなど，詳細に書かれており，手術の基本概念となる文献.

3) 杠 俊介, 松尾 清, 伴 緑也ほか：眼窩隔膜を利用した眼瞼下垂症手術. PAPERS, **51**：33-41, 2011.

4) 小泉正樹：解剖学的再建を前提とした腱膜性眼瞼下垂症手術. 形成外科, **62**：288-297, 2019.

Summary 今回の報告の詳細が書いてあり，詳しく知りたい方にはお勧めする.

5) 島倉康人, 青柳和也, 内沼栄樹：眼瞼下垂症の手術の合併症とその対策. 形成外科, **53**：57-63, 2010.

6) 石黒匡史, 松尾あおい, 内沼栄樹：眼瞼下垂症例手術の検討. 埼玉県医学会雑誌, **46**：215-221, 2011.

7) 権太浩一, 青井則之, 五来克也ほか：眼瞼下垂再手術の傾向とその対策. 形成外科, **58**：1213-1225, 2015.

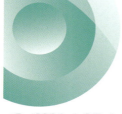

特集/眼瞼形成手術—形成外科医の大技・小技—

大技シリーズ

皮膚弛緩症:どこまでやるか

林 寛子*

Key Words: 眼瞼皮膚弛緩症(dermatochalasis), 眉毛下切開法(sub-eyebrow incision method), 重瞼線切開法(double eyelid line incision method), 眼瞼形成術(blepharoplasty), 見かけの重瞼幅(pretarsal show)

Abstract: 上眼瞼の老化はたるみによる皮膚の被さりを主とする前葉部分の問題と,開瞼幅に反映される後葉部分の問題,そして重瞼線の乱れや目尻の皺に代表される整容的部分を総合して評価し,治療方針を立てる必要がある.高齢化社会の進行に伴い定年後も元気に人生を謳歌する社会的傾向から,機能だけを改善するのではなく,より整容的に自然で美しく若々しい状態を望む患者は年々増加しており,そのニーズに応えなくてはならない時代となった.

皮膚弛緩症における上眼瞼の余剰皮膚の切除法には「重瞼線切開法[1]」と「眉毛下切開法[2]〜[4]」の2つがある[5][6].どう使い分けるかについては,まず瞼の老化の主座がどこにどれくらいあるかを知ることから始める必要がある.まず術前の評価のポイントを述べ,それに従って術式の選択とデザインの方法および注意点を述べる.また,整容的に美しい重瞼を作るために筆者が日頃留意していることなどを紹介する.デザイン方法や手術の内容については症例を紹介しながら日頃心がけている注意点やポイントを述べた.最後には綺麗な重瞼を作るために筆者が用いているいくつかのバリエーションを紹介した.

術前の評価方法を各術式の利点と欠点をよく理解し,上手く使い分けたり併用して自然な美しい印象の瞼を目指していただきたい.

はじめに

上眼瞼の老化はたるみによる皮膚の被さりを主とする前葉部分の問題と,開瞼幅に反映される後葉部分の問題,そして重瞼線の乱れや目尻の皺に代表される整容的部分を総合して評価し,治療方針を立てる必要がある.高齢化社会の進行に伴い定年後も元気に人生を謳歌する社会的傾向から,機能だけを改善するのではなく,より整容的に自然で美しく若々しい状態を望む患者は年々増加しており,そのニーズに応えなくてはならない時代となった.

皮膚弛緩症における上眼瞼の余剰皮膚の切除法には「重瞼線切開法[1]」と「眉毛下切開法[2]〜[4]」の2つがある[5][6]が,まず術前の評価のポイントを述べ,それに従って術式の選択とデザインの方法および注意点を述べる.また,整容的に美しい重瞼を作るために筆者が日頃留意していることなどを紹介する.

術前評価
—瞼の老化の主座を知る—

「瞼が重たい」ことを主訴に来院する患者の多くは腱膜性の眼瞼下垂と皮膚弛緩症の両方の要素を有していると考えて良い.眼瞼下垂と皮膚弛緩症

---

* Tomoko HAYASHI, 〒604-8172 京都市中京区烏丸通姉小路下ル場之町599 CUBE OIKE 3F 烏丸姉小路クリニック, 院長

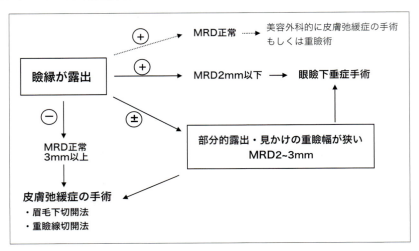

図 1. 初診時の評価と術式の選択

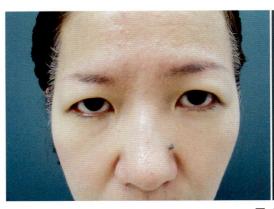
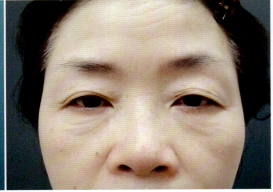

図 2.
a：厚く重い瞼
b：薄く軽い瞼

のどちらの手術を優先させるかの選択には，老化の主座が前葉なのか後葉にあるのかを正しく評価することから始める必要がある．

まず，正面視において睫毛が根元まで露出している（瞼縁が見えている）か，露出していない（余剰皮膚が被さって瞼縁が見えない）かを1つの指標とする．初診時の評価と術式の選択の流れを図1に示す．瞼縁が露出しているもので MRD-1（以下，MRD）が2 mm 以下の場合は眼瞼下垂の手術を優先し，露出していない（余剰皮膚が被さって見えない）かつ MRD が正常の場合は皮膚弛緩症の手術を優先することを原則としている．実際には瞼縁は露出しているが重瞼幅が以前より狭くなっている例や，部分的に被さっているなど中間的な症例は多く，整容的に満足のいく結果を得るためには複数の手術を症例ごとに適宜併用する必要がある[6)7)]．

皮膚弛緩症としての術前評価と術式の選択
―眉毛下切開法か重瞼線切開法か―

上眼瞼の重さと厚みの評価：「厚く重い瞼」か「薄く軽い瞼」か？

2つの術式の選択にあたっては上眼瞼の「重さ」と「皮膚の厚み」の評価から始めなくてはならない．典型的な「厚く重い瞼[8)]」と「薄く軽い瞼」を図2に示す．実際は前葉組織は少ないが皮膚が厚いもの，皮膚は薄いが前葉組織が多めで腫れぼったく見えるものなど，さまざまなバリエーションがある．また，皮膚の厚さは瞼縁側が最も薄く眉毛に近づくに従って厚くなることはすべての上眼瞼に共通する重要なポイントである[8)]．

「厚く重い瞼」（図2-a）に対しては文句なく眉毛

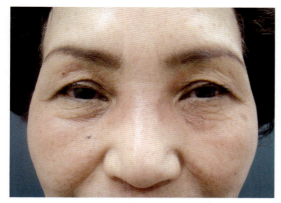
図 3. 外側に余剰皮膚が多い瞼

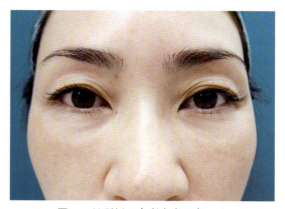
図 4. 目頭側に余剰皮膚が多い瞼

表 1. 術前評価と術式の選択

	重瞼線切開の適応	眉毛下切開の適応
厚く重い瞼	×	◎
薄く軽い瞼	○	○
目頭側に余剰皮膚が多い	◎	×
外側に余剰皮膚が多い(いわゆる三角目)	×	◎
中心に余剰皮膚が多い	○	○
重瞼作成を一期的に希望	◎	×(二期的に行う)

下切開法が第一選択であり，「薄く軽い瞼」はどちらの方法にも適するため，重瞼線作成の希望の有無や余剰皮膚の被さりの位置によって選択する．

重瞼線切開法は余剰皮膚の切除と，重瞼を作成することにより睫毛を外反させるという2つの目的を持つ．一方，眉毛下切開法単独では余剰皮膚切除による重さの軽減効果は優れるが，重瞼線を新たに作成することはできない．

図2-bのように「薄く軽い瞼」で余剰皮膚による重瞼線の乱れがあり，綺麗な重瞼作成を希望する場合が「重瞼線切開法」の最も良い適応である．前述したように皮膚の厚さは睫毛側が最も薄く眉毛に近づくほど厚くなる．このため重瞼線切開法における縫合部位は上方の厚い皮膚と睫毛側の薄い皮膚を縫い合わせることになる．「厚く重い瞼」の患者ではこの差が顕著であるのみならず，隔膜前脂肪や瞼板前脂肪・眼窩脂肪の部分切除も併用しなければならないため段差が目立ち，布団を畳んだような不自然でわざとらしい重瞼になりやすい．当然ダウンタイムも「薄く軽い瞼」に比べて長くなる．「厚く重い瞼」の患者が重瞼作成も希望する場合は，重瞼線切開法で一期的に行うと不自然

な重瞼になりやすいことを説明し，まず「眉毛下切開法」から行い，重さを軽くした後，十分に落ち着いてから重瞼術のみ単独で行うほうが自然な印象に仕上がる．

また，余剰皮膚の被さりの部位についてであるが，外側に被さりの多い場合(図3)は眉毛下切開法が適する．重瞼線切開法では外側に長く伸びる切開線は不自然な重瞼線として目立つ傾向があるからである．反対に眉毛下切開法は目頭近傍の被さりを改善することができないため，この場合は重瞼線切開法が適する(図4)．

表1に術前評価と術式の選択を示す[2]~[4]．

眉毛下切開法[2]~[4]

1．デザインと切除幅の決定
a) 症例1

53歳，女性．術前(図5-a)．外側に余剰皮膚が多いタイプであることから眉毛下切開法の適応と判断する．デザインは必ず座位にて行う．女性の場合まず自分で理想の眉を眉墨でやや外側まで描いてもらう．患者が描けない場合は医師が描き，鏡を見せて本人の了解を得る(図5-b)．

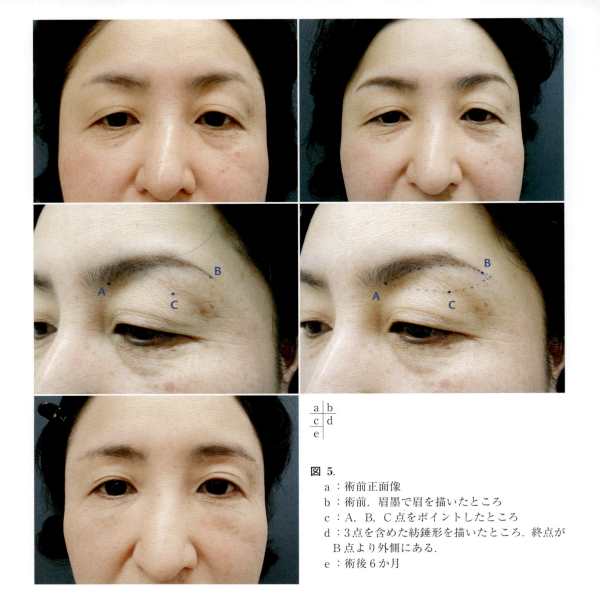

図 5.
a：術前正面像
b：術前．眉墨で眉を描いたところ
c：A，B，C 点をポイントしたところ
d：3 点を含めた紡錘形を描いたところ．終点が B 点より外側にある．
e：術後 6 か月

次に被さりのある部分の両端を見極めて A 点(起点)と B 点(余剰皮膚の終わりの点)をマークする．次に最も被さりの多い部分に最大切除幅となる C 点をマークする(図 5-c)．A，B，C の 3 点を含めた紡錘形をデザインする(図 5-d)．このとき起点となる A 点は固定とするが，終点は必ずしも B 点である必要はなく，dog ear を作らないように無理のない紡錘形のデザインを優先させることがポイントである．したがって終点は B 点より外側になることがある(図 5-d)．

b）症例 2

57 歳，男性(図 6-a，b)．中央部に余剰皮膚が多いタイプである．瞼縁が隠れており，MRD が正常であることから眉毛下切開法の適応と判断される．

図 6-c：まず被さりのある部分の両端を見て A 点(起点)と B 点(余剰皮膚の終わりの点)をマークする．起点となる A 点は眉毛の立ち上がりより 5 mm 以上離す．これより内側は傷が目立ちやすいため避ける．

図 6-d：指でかるく皮膚をつまみ上げながら余剰皮膚の量を測る．最大切除幅は 7～12 mm の範囲までとする[9]．男性の場合，眉の中に 1～3 mm 程度入り込むようにデザインすることが重要であ

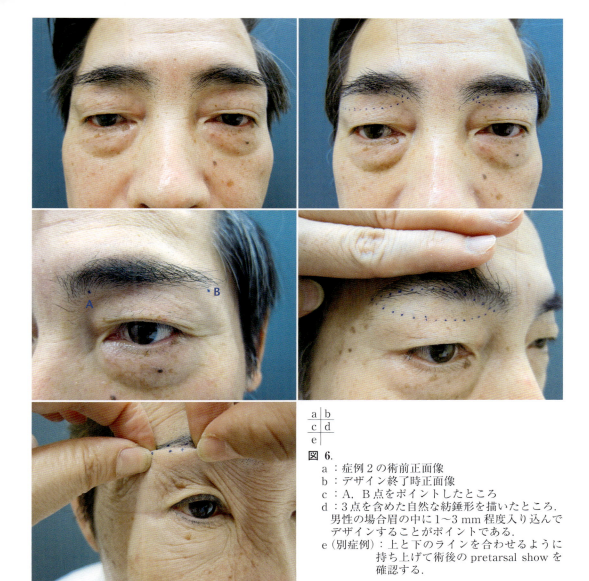

図 6.
a：症例 2 の術前正面像
b：デザイン終了時正面像
c：A, B 点をポイントしたところ
d：3 点を含めた自然な紡錘形を描いたところ．男性の場合眉の中に 1〜3 mm 程度入り込んでデザインすることがポイントである．
e（別症例）：上と下のラインを合わせるように持ち上げて術後の pretarsal show を確認する．

る．また，B 点を A 点の水平線上もしくは少し高い位置に置くこともポイントである．

図 6-e（別症例）：上と下のラインを合わせるように指で持ち上げ，術後の瞼縁付近の外貌（pretarsal show）をシミュレーションしてデザインに問題がないかチェックする．

c）デザインの注意点

「眉毛下」という術式名ではあるが，紡錘形の上縁を有毛部より下にデザインすると眉尻が「への字」状に下がって不自然になる．男性や眉毛の濃い症例の場合，1〜3 mm 程度眉毛の中に入り込むように書き入れる必要がある（図 6-d）．この場合，切除皮膚に眉毛の一部が含まれるため，眉毛が少し細くなることを術前に説明し，デザイン終了時に鏡を見せて患者に了解を得ておくことが重要である．

2．手術

a）手術の流れ

看護師に指示し，術者が入室する前から冷却した生理食塩水に浸したガーゼで術野を良く冷やしておく．十分な冷却のうえ 30 G 針を装着した注射器で麻酔を行う．筆者は 0.5％エピネフリン加リドカインと 0.75％ロピバカインと生理食塩水を 1：1：1 でカクテルにしたものを使用している．

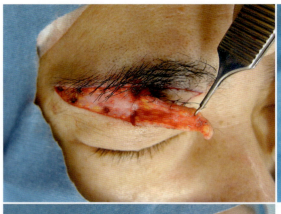
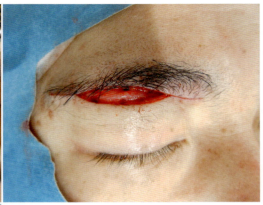
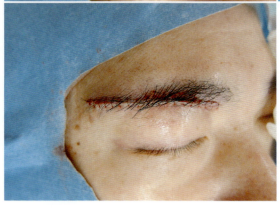

図 7.
 a：皮膚と皮下脂肪の切除
 b：両端から埋没縫合を行う．
 c：縫合終了時

皮膚と眼輪筋の間へ眼輪筋を穿かないよう留意しながら注意深く注入する．麻酔量は片側で約 1.0〜1.5 ml である．

図 7-a：デザインに沿って皮膚切開し，止血しながら皮膚を切除する．切開時，眼輪筋を傷つけないように注意する．切除するのは皮膚と皮下脂肪のみで，眼輪筋は切除しない．また，剝離も一切行わない．

図 7-b：両端から 7-0 ナイロン糸にて密に埋没縫合を行う．この時 dog ear を作らないように注意する．

図 7-c：表皮は 7-0 ナイロン糸にて創縁を歪みなく合わせるためロック式の連続縫合を用いる．男性の場合，眉毛が長いため縫合創が目立ちにくい利点がある．

3．眉毛下切開法の欠点
a）眉毛挙上の癖による不自然な皺や引きつれ感

眼瞼下垂の要素があり前頭筋収縮による眉毛挙上の強い症例では，術後もその癖が残り，眉毛挙上に伴う引きつれ感や目頭から眉頭にかけての不自然な皺を訴える場合がある．通常 1〜2 か月で前頭筋が弛緩してくるので自然と解消するが，訴えの強い場合は前頭筋へのボツリヌストキシン注射で解消できる．術前に予想される場合は患者に伝えておく．「眉が下がりすぎる心配はないか」と質問されることがあるが，前頭筋の緊張が緩んだ状態より更に下方へ眉が不自然に下がりすぎる症例を経験したことはない．過剰に切除幅を取りすぎないことが重要で，最大でも 12 mm 以内が望ましい[9]．取りすぎなければ下がりすぎることはない．

b）瘢痕とスキントーン（皮膚の色調）の差異

通常数か月から半年程度でほとんど傷跡は目立たなくなるので心配はないが，眉頭近くは瘢痕が白く目立つため，A 点は少なくとも眉頭から 5 mm 以上離すことがポイントである．瘢痕が気になる場合はフラクショナルレーザーで改善できることが多い．

一方，色素沈着が強い症例では術後の皮膚の色調の差異が目立つ．瞼の色素沈着はアレルギーなどの慢性的な皮膚炎による炎症後色素沈着，血行不良や眼精疲労の結果，ヘモシデリン沈着を生じ

ているケースが多く，これに対してはレーザーや美白剤でも容易に改善できない．

c）目頭側の皺・たるみの残存

眉毛下切開法は紡錘形のデザインであることから眉頭近くの切除幅が取れないため，目頭近くの余剰皮膚の処理ができないことが欠点として残る．これに対しては二次的に重瞼線切開法で修正する以外に解決法はない．

重瞼線切開法[6)7)10)]

1．デザインの流れ

必ず座位でデザインを行う．自然開瞼時の瞳孔中心線上を基点として予定重瞼線を決定する（図8-a）．瞳孔中心線上でブジーを当て余剰皮膚をつまみながら予定重瞼線の高さを決定し，この位置を睫毛側切開線の基準ラインAとする（図8-b）．このとき患者に目線の高さで鏡を持たせ予定重瞼幅を確認させる．ブジーの高さを慎重に上下させながらできるだけ患者の希望に近づける．次に中心から目頭側のラインBを決定する（図8-c）．つまり重瞼線の立ち上がりの角度を決めるわけである．中心の基準Aに当てたブジーの位置から自然に流れるラインを目安とするが，患者ごとに好みがあるため，よく希望を聞き取る努力が必要である．その次に目尻側のラインを決定する．これも中心の基準Aより自然に流れるラインを目安とする．

睫毛側切開線が決定したら（図8-d），この線を基準にして余剰皮膚の切除幅を決定する．まず基準点Aにブジーを当て，被さる皮膚をピンセットでつまんで切除幅をマークする．この切除幅の決定方法は難しく，被さる皮膚をすべて除去すると取りすぎるため，被さる皮膚の幅より2～3 mm少なめに設定するのがスタンダードであるが，切除幅が10 mmを超えると前述したように眉毛側の厚い皮膚が下りてきて不自然な重瞼となる．最大切除幅は10 mm以内にとどめ，眉毛下切開法で二期的に調整するほうがより自然な印象となり患者の満足を得やすい．次に目頭側の睫毛側切開線

にブジーを当て，被さる余剰皮膚をピンセットでつまみながら切除幅を決定する（図8-e）．目頭側の余剰皮膚は他の方法では調整できないため，無理のない範囲で十分な幅を取るようにする．中央より目尻側の余剰皮膚は眉尻からこめかみにかけての下垂によるもので，本来眉毛下切開法もしくはbrow liftで対応するべきである．目尻側の切除幅は少なめ（通常7～8 mm以内）に設定し，取り足りない余剰皮膚は眉毛下切開法で切除するか，brow liftで眉を吊り上げて二期的に調整する．どの部位にどれくらいの余剰皮膚があるかで切除幅を決定するため，眉毛側切開線は個々の患者で異なる．重瞼線切開法のデザインにスタンダードはない．

2．手　術

a）眼輪筋と瞼板前組織の処理

15番メスにて眼輪筋に触れないよう皮膚だけの深さで慎重に切開を入れる．丁寧に止血しながら皮膚のみ切除していく（図9-a，b）．

余剰皮膚を切除し終わったら，睫毛側切開線上で眼輪筋に切開を入れる（図9-c）．

眼輪筋は切除せず原則すべて温存する．眼輪筋を切除すると出血が多くなるだけでなく，術後のダウンタイムが非常に長引く．特に目頭側で眼輪筋を切除すると重瞼の立ち上がりの部分に余分な皺が残り，不要な重瞼線を形成する恐れもある．反対に眼輪筋を温存するとダウンタイムは2週間程度で済む．眼輪筋を温存して不自然な膨隆を形成したことは1例もなく，8 mm以内の切除幅の場合，眼輪筋を敢えて切除するメリットはないと考えている．

眼輪筋下へ血管を避けながら浸潤させるように少量の局所麻酔を追加した後，切開線直下から瞼板前脂肪と瞼板前組織を丁寧に除去する．瞼板前組織の量が一定となるように丁寧に行う．内側は上瞼板動脈周囲に脂肪が存在することがあるため注意を要する．

瞼板前脂肪は原則すべて切除するが，それ以外の瞼板前組織は瞼板表面が露出しない程度に温存する．瞼板の表面が白く透けて見えるところで一

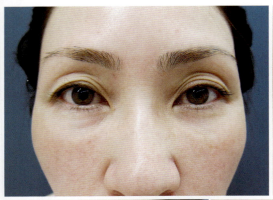 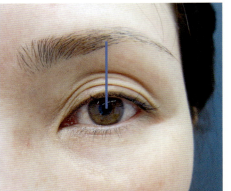
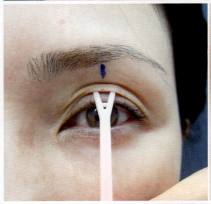 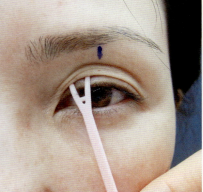 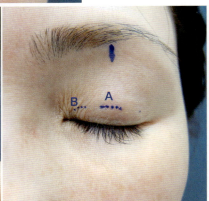
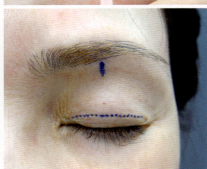 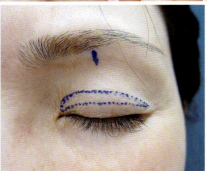

図 8. デザイン決定までの流れ
症例 3:43 歳,女性
 a:術前正面像.内側に余剰皮膚が多いので重瞼線切開の適応と判断される.
 b:瞳孔中心線上を基準とする.
 c:睫毛側切開線の基準 A と内眼角からの立ち上がりの角度 B を決定する.
 d:睫毛側切開線が決まったところ
 e:切開幅の決定.眉毛側切開線が決まったところ

度瞼板前組織をピンセットでつまみ,瞼板が同時に持ち上がってくるのを確認したらそれ以上の組織除去は行わない.

 8 mm の角針付き 7-0 ナイロン糸を使用し,まず目頭側(瞼板内側端の位置)を皮膚-瞼板-皮膚の順に縫合する.その次に目頭と中央部の中間を1~2 点縫合する.この時点でいったん患者を座位にし,重瞼線に皮膚の歪みや引きつれたような余分な皺が生じていないか確認する(図 9-d).確認を終えたら再び仰臥位に戻し,さらに中央から外側も 2~3 点同様に皮膚と瞼板を縫合する.残りの部分は皮膚と皮膚を直接縫合する(図 9-e).

 弛緩した皮膚は仰臥位では外側へ逃げるため,ちょうど対側の皮膚同士を縫合しているつもりで

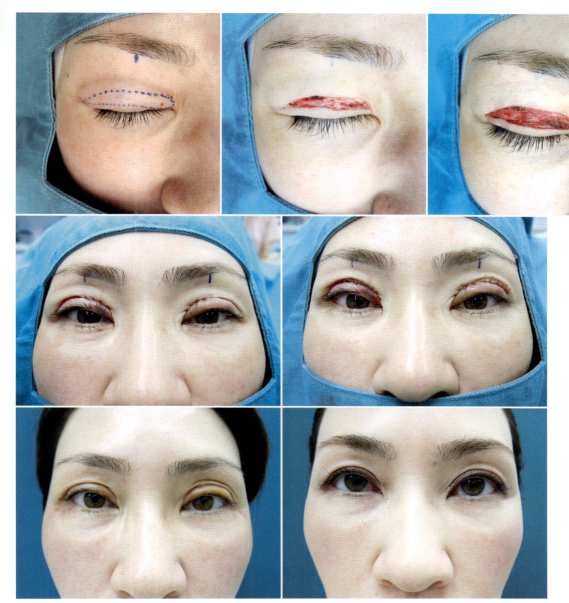

図 9. 手術の流れ
a：麻酔（皮膚と眼輪筋の間に注入を終えたところ．片側 0.6 ml 使用）
b：皮膚切除が終了したところ
c：睫毛側切開線上で眼輪筋を切開したところ
d：瞼板内側端から中央部を縫合し，座位にして歪みの有無を確認
e：すべての縫合が終了したところ．
f：術後1週間目
g：術後3か月目

も，座位にすると予想外の皺や歪みがみられることがよくある．これは特に目頭側で目立つ傾向にある．必ず座位にして確認し，歪みがあれば縫い直すことが大切である．

重瞼作成

重瞼線の作成は食い込みすぎると厚苦しく，緩みすぎると消えていく悩ましい問題である．筆者も長い間試行錯誤してきたが，いまだに悩むこと

も多い．いくつかのバリエーションを紹介する．

1．瞼板皮膚固定法

その名の通り皮膚を直接瞼板に縫着させる方法で，最も固定力が強い．症例3のように術前に数本の重瞼線があり1本にまとめたい場合は固定力の強いこの方法が適する．食い込みが強すぎることを恐れる場合は睫毛側の皮膚のみを縫着させることもある．

切開線すべてにこの縫合を行うのではなく，内側立ち上がりと瞳孔中心線上，ほか2～3点のみとし，残りは皮膚同士の連続縫合を行う．

2．瞼板眼輪筋固定法

睫毛側の眼輪筋断端を瞼板に縫着させる方法で，筆者が最も頻用する方法である．症例3で述べたように眼輪筋の切開線を睫毛側皮切ラインに一致させると正確なラインが出しやすい．皮膚を縫着させるより食い込みは緩く使いやすい方法である．皮膚同士は連続縫合する．

3．反転隔膜皮膚固定法

切開した眼窩隔膜の下端を反転し睫毛側切開部の皮膚と縫合するもので，挙筋腱膜の動きに睫毛側の皮膚が連動して引き込まれることを目的とし，眼瞼下垂症手術時にも瞼板に縫着した状態で頻用される方法である．やや食い込みが強くなる恐れがあるが，高齢の患者で睫毛側の眼輪筋が菲薄化している症例には良い適応となる．「瞼板皮膚固定法」と同様に内側立ち上がりと瞳孔中心線上，そのほか2～3点のみとし，残りは皮膚同士の連続縫合を行う．

4．反転隔膜眼輪筋固定法

切開した眼窩隔膜の下端を反転し睫毛側切開部の眼輪筋と縫合するもので，同じく挙筋腱膜の動きに皮膚が連動して引き込まれることを目的としている．筆者は若年者や中高年者の眼瞼下垂の手術では主にこの方法を用いている．睫毛側の眼輪筋がある程度しっかりとしていることが前提となる．

睫毛の角度：睫毛の角度は瞼縁と重瞼線までの皮膚の緊張度によって決定される．術前のブジーによるシミュレーション時に，切開線直下で瞼板に固定する場合と，それより少し高い位置で固定する場合でどれくらい角度が変わるのかを見極めておく必要がある．手術中は腫れるので判断は難しい．眼輪筋切開線を睫毛側皮切ラインに一致させることがここでも生きてくるのである．

文　献

1）野平久仁彦：重瞼線部切除法．美容外科基本手術（酒井成身編），南江堂，pp.20-22，2008．
2）林　寛子，冨士森良輔，廣田龍一郎ほか：眉下皺取り術の効果．日美容外会報，**25**(3)：114-118，2003．
　　Summary　眉下切開法を皮膚弛緩症の手術として初めて発表したもの．
3）林　寛子：上眼瞼形成術：眉毛下アプローチ．PEPARS，**87**：59-66，2014．
　　Summary　眼瞼周囲の手術についてバランス良く掲載されており，図説や写真も豊富．詳細にわかりやすく手術の説明が書かれている．
4）村上正洋：眉毛下皮膚切除術．眼手術学（野田実香編），文光堂，pp.330-339，2013．
　　Summary　眼科医の編集で詳細に眼瞼の治療が幅広く書かれている良書．動画も見られる．形成外科と眼科の両方の視点に立って書かれておりわかりやすい．
5）野平久仁彦，新冨芳尚：高齢者に適した上眼瞼形成術．日美容外会報，**28**：42-48，2006．
6）出口正巳：手術による若返り術：上眼瞼．形成外科，**51**：879-885，2008．
　　Summary　上眼瞼の手術について総論的にわかりやすくまとめられている．重瞼線切開法のデザインや重瞼作成法について考え方が一致している．
7）宇津木龍一：上眼瞼除皺術：適応と術式の選択．形成外科，**46**：129-137，2003．
8）三宅伊豫子：いわゆる腫れぼったい目．美容外科手術プラクティス（市田正成ほか編），文光堂，pp.52-53，2000．
9）近藤雅嗣，皆川英彦，舟山恵美：上眼瞼除皺術による老人性眼瞼下垂症の治療経験—年齢による皮膚切除幅の検討．形成外科，**53**：73-78，2010．
10）平賀義雄：上眼瞼除皺術．美容外科手術プラクティス（市田正成ほか編），文光堂，pp.65-68，2000．

特集／眼瞼形成手術—形成外科医の大技・小技—

大技シリーズ

退行性下眼瞼内反症：どこまでやるか

村上正洋*

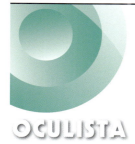

Key Words : 下眼瞼(lower eyelid), 内反症(entropion), 退行(involution), 下眼瞼下制筋(lower eyelid retractors), 眼輪筋(orbicularis oculi muscle)

Abstract : 退行性下眼瞼内反症の手術には，主に前葉をターゲットとする術式，後葉をターゲットとする術式，その他の3通りがある．それぞれに長所と短所があり，単独の術式で良好な成績も出ているが，退行性疾患である以上，さまざまな組織が程度の差こそあれ弛緩していることが予想される．よって，修復する組織は複数に及ぶべきであり，各術式を組み合わせることが良好な長期結果に繋がると考えられる．

はじめに

下眼瞼内反症は主に退行性(加齢性)変化で生じる．加齢により眼瞼が弛緩すると，上眼瞼では下垂が生じるが，頬が下方にあるため下垂しにくい下眼瞼では，瞼板に向かう牽引力のアンバランスのうえに眼輪筋隔膜前部の瞼縁方向への異常な上方移動が加わると内反が生じる．さらに内眥，外眥，瞼板の弛緩が進むと，下眼瞼縁が角膜輪部より下方に位置する下三白眼(inferior scleral show)を呈するようになる．手術ではそれらの修復が必要であり，多くの手術手技が報告されてきたが，どの術式を選択すべきか一定の見解はない．なかには下眼瞼外反症の手術を利用するものもあり，本症の治療が単純ではないことを示唆している．つまり，下眼瞼における退行性疾患の手術目的は，加齢により生じた組織の弛緩と，それに伴う崩れた下眼瞼のバランスを整えることであり，内反のみならず外反にも共通する原理である．

治療方針

軽症に限っては，睫毛抜去やテーピングを繰り返しながら角膜保護を行うこともあるが，本質的な治療は，下眼瞼下制筋(lower eyelid retractors：LER)や眼輪筋をターゲットとした手術となる．よって，術前診察ではターゲットとなる病因の主座を推測するため，下記の3点に注目する[1]．
①指で下方にずらすことで瞼板を翻転する(lid retraction test)．瞼板が自然に翻転しなければ瞼板からの下眼瞼下制筋の弛緩を疑う．また，指を離した時の下眼瞼の戻る速さを確認する(snap back test)．ゆっくりであれば同様の弛緩を疑う(図1)[2]．
②指で下眼瞼をつまみ，瞼結膜と球結膜を引き離す(pinch test)．容易に8 mm以上離れるなら，修正を要する水平方向の弛緩があると判断する(図2)[2]．
③下眼瞼を指で軽く圧迫する，もしくは横方向に動かすことで内反状態が改善するかを確認する．改善したならば，次に強く閉瞼させる(瞬目テスト)．再度内反が生じれば眼輪筋の異常な上方移動が生じていると判断する(図3)．

術式の決定はこれらの結果をみて決めるが，程

---

* Masahiro MURAKAMI, 〒211-8533　川崎市中原区小杉町1-396　日本医科大学武蔵小杉病院眼科 眼形成外科，講師

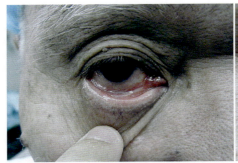
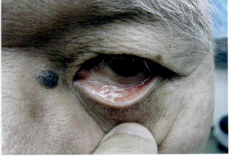

図 1. Lid retraction test, snap back test：垂直方向の弛緩を確認する方法（文献 2 より引用）
右側（患側）の瞼板の回転が左側（健側）に比べ悪いことから，LER の弛緩が疑われる．

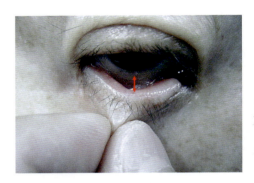

図 2.
Pinch test：水平方向の弛緩を確認する方法
（文献 2 より引用）
容易に 8 mm 以上離れる場合，陽性とする．

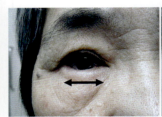
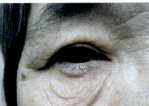
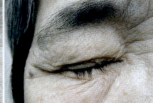
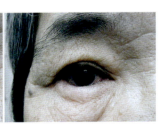

図 3. 瞬目テスト　　　　　　　　　　　　　　　　　a｜b｜c｜d

閉瞼時の眼輪筋隔膜前部の眼輪筋瞼板前部への乗り上げを確認する方法．閉瞼で内反が再度生じれば陽性とする．
a：下眼瞼を横に動かすと内反が改善する．
b：改善した内反
c：閉瞼させる．
d：内反状態に戻れば，眼輪筋の異常な上方移動が生じていると考えられる．

度の差こそあれ 3 点とも認められることが珍しくないため，筆者は後葉をターゲットとする LER の前転・タッキングと前葉をターゲットとする眼輪筋の短縮に余剰皮膚の切除を組み合わせた術式を行うことが多い[3]．ただし，さらに各組織の高度な弛緩から下眼瞼に下垂が生じ，下三白眼になった症例では，眼瞼（瞼板）の短縮が必要と判断し，下眼瞼外反症の術式である Kuhnt-Szymanowski Smith（KSS）変法や lateral tarsal strip（LTS）法を選択することもある．両者の選択は，内眥および外眥のサポートシステムの弛緩を検査する方法である medial distraction test, lateral distraction test を参考にするとされるが，下眼瞼の横方向へのピンチや外上方への引き上げで術後の状態をシミュレーションした結果をみて判断するほうが現実的である（図 4）．

手術方法

これまでに筆者が行ってきた術式をターゲット組織ごとに記載する．

1．LER の利用（図 5, 6）[4)5)]

筆者は LER を 4 通りの方法で利用してきたが，

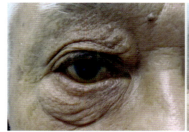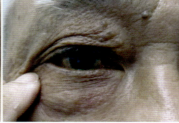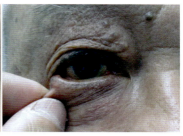

a|b|c 図 4. 下三白眼(inferior scleral show)を呈する症例の術前シミュレーション
筆者は LTS のほうが良い結果になるという印象を得た.
a：シミュレーション前の状態
b：Lateral tarsal strip(LTS)法のシミュレーション
c：Kuhnt-Szymanowski Smith(KSS)変法のシミュレーション

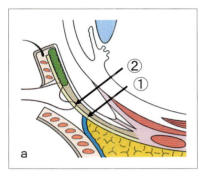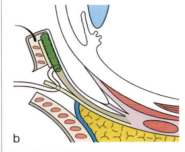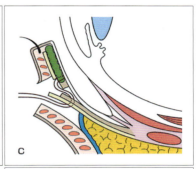

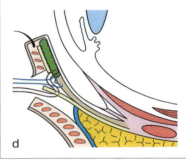

図 5.
LER の各種利用方法
(文献 5 より引用)
(①前層，②後層)
a：タッキング(Jones 法)
b：前層の前転
c：全層の前転(Lower eyelid retractors' advancement：Kakizaki 法)
d：後層のタッキングと前層の前転(筆者の方法)

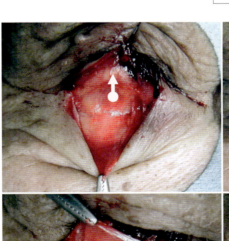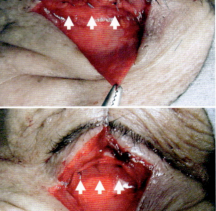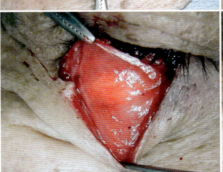

図 6.
LER 後層のタッキングと前層の前転方法
(文献 5 より引用)
a：後層(●)を 2〜3 mm 程度，瞼板下縁へ向けタッキングする(→).
b：タッキング終了時．3か所でタッキングした(→).
c：LER 前層
d：瞼板に縫着した状態．3か所で縫着した(→).

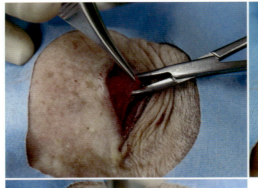
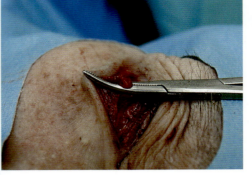
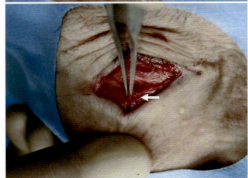

図 7.
筆者の行っている眼輪筋の短縮方法
(文献 2 より引用)
 a:眼輪筋の両面を剥離する.
 b:モスキートペアン鉗子曲型を用いて,眼輪筋の弛緩がなくなる程度に楔形に挟む.
 c:鉗子下面で 2~3 針の水平マットレス縫合を行ったのち,余剰となった眼輪筋を切除する(→:眼輪筋の切除断端).

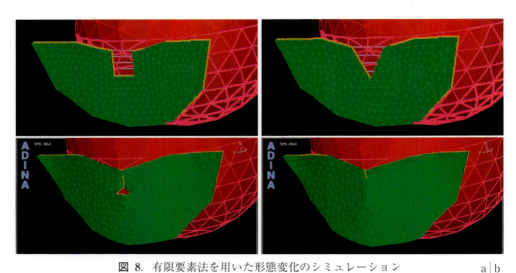

図 8. 有限要素法を用いた形態変化のシミュレーション
楔形のほうが下端のひずみ(ドッグイヤー)が小さく,縫縮も容易にできている.
 a:Wheeler 法と類似する矩形の短縮
 b:筆者が行っている楔形の短縮
  (日本医科大学千葉北総病院形成外科 秋元正宇先生のご厚意による)

現在では主に④を用いている.
① LER のタッキング(Jones 法)
② LER 前層の前転
③ LER 全層の前転(Lower eyelid retractors' advancement:Kakizaki 法)
④ LER 後層のタッキングと前層の前転(筆者の方法)

2.眼輪筋の短縮(図 7~9)[2]

代表的な術式である Wheeler 法では眼輪筋を矩形に短縮するが,筆者は楔型に短縮している.

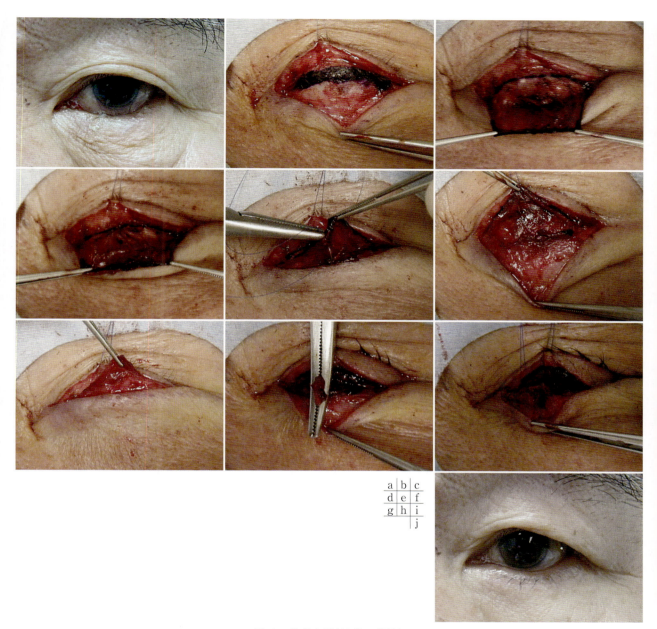

図 9. 代表症例(68 歳, 男性)
Lid retraction test, Snap back test, Pinch test, 瞬目テストすべてが陽性である症例
　　a：術前　　　b：眼輪筋の切除後に瞼板下縁にあたる部位をマーキング　　　c：LER 前層を挙上
　　d：LER 後層を 3 か所でタッキング　　　e：LER 前層を 3 か所で前転　　　f：LER の処理終了時
　　g：眼輪筋弁の挙上　　　h：楔形に眼輪筋を短縮　　　i：短縮した眼輪筋を瞼縁に縫着
　　j：術後 6 か月

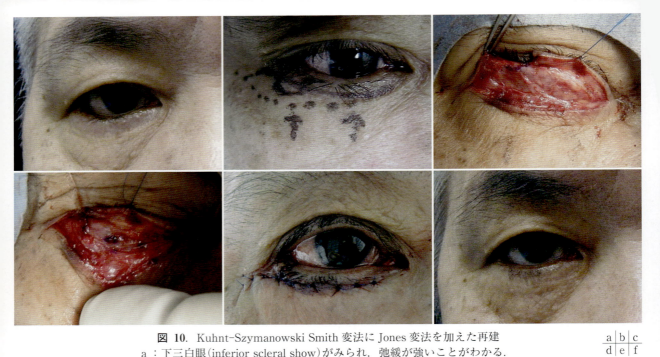

図 10. Kuhnt-Szymanowski Smith 変法に Jones 変法を加えた再建

a	b	c
d	e	f

a：下三白眼（inferior scleral show）がみられ，弛緩が強いことがわかる．
b：手術デザイン
c：後葉を 5 角形に切除
d：後葉を短縮したのち LER をタッキング（Jones 変法）
e：手術終了時
f：術後 2 年 6 か月

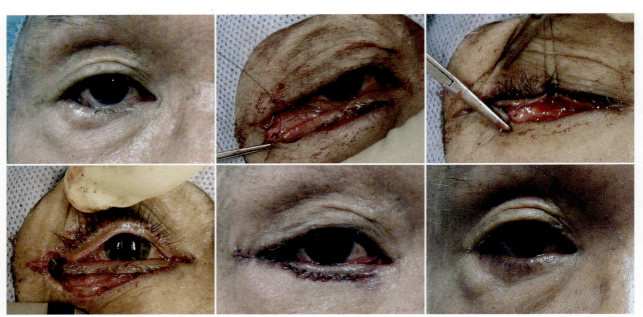

図 11. Lateral tarsal strip 法に Hotz 変法を加えた再建

a	b	c
d	e	f

a：下三白眼（inferior scleral show）がみられ，弛緩が強いことがわかる．
b：むき出しにした瞼板を眼窩縁骨膜に縫着
c：Hotz 変法を追加
d：Lateral tarsal strip 法と Hotz 変法の終了時
e：手術終了時
f：術後 6 か月

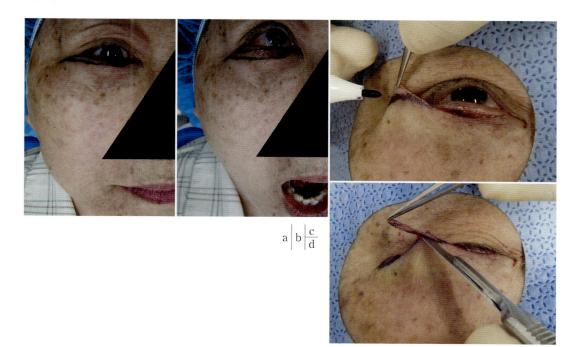

図 12. 皮膚切除量の決定方法
a：正面視，閉口した状態．手術デザインの上方が隠れている．
b：上方視，開口した状態．下眼瞼皮膚に最も緊張がかかった状態となり，手術デザインが完全に露出した．
c：上方視，開口した状態で余剰皮膚量を見積もる．
d：追加切除する．

3．瞼板の短縮（図 10, 11）

筆者は術前のシミュレーションで下記の 2 法を使い分けている．
①Kuhnt-Szymanowski Smith（KSS）変法
②Lateral tarsal strip（LTS）法

4．余剰皮膚の切除法（図 12）

上方視，開口した状態で最大切除量を決定する．

再発症例

数多くの手術をすれば，再発症例は必ず経験する．その場合，再発の原因を十分に検討したうえで再手術に臨む必要がある．筆者は下記の 3 通りに分類し，術式を選択している．
①手術手技の問題
糸の緩みや各組織の短縮量の不足と考えられた場合は，再手術においても同様の術式を選択する．
②手術法選択の問題
下眼瞼の弛緩が高度であったにもかかわらず，通常の手術（LER や眼輪筋をターゲットとした手術）のみで対応した場合は，再手術では Kuhnt-Szymanowski Smith 変法や lateral tarsal strip 法を行う．
③診断の問題
退行性下眼瞼内反症ではなく，LER 後層の過緊張による睫毛内反症と類似した病態であった場合は，LER の切離により後葉を緩めることを考慮する（図 13）[5]．

まとめ

これまで筆者が選択してきた退行性下眼瞼内反症に対する術式の考え方と，そこから得られた知見を述べた．退行性下眼瞼内反症は加齢現象で生じるため，術後の期間が経つに従い，ある程度の再発は受け入れなければならないが，手術効果を少しでも長く維持したいならば，適切な術式を選択したうえで患者の負担にならない範囲で手術を組み合わせる努力をすべきである．筆者は片眼の手術時間を 30 分以内と設定して，組み合わせを

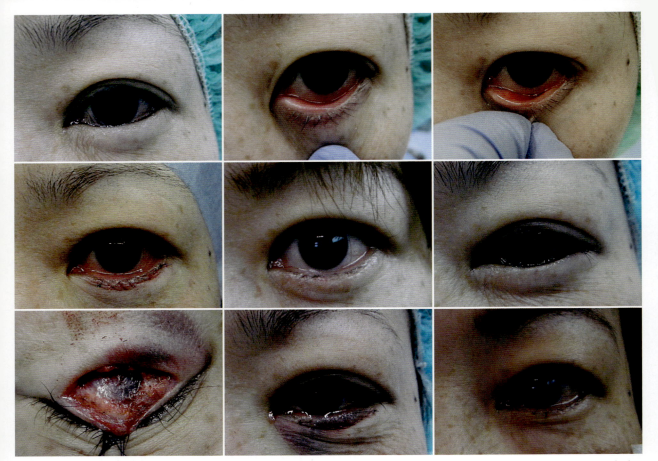

図 13. 40 代，女性．甲状腺疾患の既往なし（文献 5 より一部引用）
a：術前　　b：瞼板が回転しない（垂直方向の弛緩なし）
c：Pinch test 8 mm 未満（水平方向の弛緩なし）　　d：手術直後
e：術後 1 か月で再発の兆し　　f：術後 4 か月で完全に再発
g：LER の切離．角膜が透見できる　　h：再手術直後
i：再手術から 1 年．再発はない．

a	b	c
d	e	f
g	h	i

「どこまでやるか」常に考えている．

文　献

1) 村上正洋：下眼瞼内反症．形成外科，**62**：108，2019．
2) 村上正洋：牽引筋腱膜縫着術と眼輪筋短縮術を併用した下眼瞼内反症手術．PEPARS，**51**：103-111，2011．
3) 村上正洋，百束比古，宮里和明：牽引筋腱膜縫着術と眼輪筋短縮術を併用した退行性下眼瞼内反症の長期結果と牽引筋腱膜縫着術単独手術症例との比較．日美外報，**36**：1-6，2014．
Summary　退行性下眼瞼内反症に対し，牽引筋腱膜縫着術単独で治療したものと眼輪筋短縮術を併用したものとを 2 年以上経過観察した結果から，病態に応じて複数の術式を併用する必要性を示唆した論文．
4) 村上正洋：形成外科医の独学下眼瞼内反症手術．眼科手術，**31**：195-201，2018．
5) 村上正洋：牽引筋腱膜縫着術と眼輪筋短縮術を併用した下眼瞼内反症手術．超アトラス眼瞼手術—眼科・形成外科の考えるポイント—（村上正洋ほか編），全日本病院出版会，pp. 124-130，2014．

特集/眼瞼形成手術—形成外科医の大技・小技—

大技シリーズ

下眼瞼睫毛内反症：どこまでやるか

小久保健一*

Key Words: 睫毛内反(epiblepharon)，下眼瞼牽引筋腱膜(lower eyelid retractors：LER)切離，瞼縁切開(lid margin split)，皮膚切開法(Hotz変法)

Abstract：下眼瞼睫毛内反症の術式は大きく2つに分けられる．1つは皮膚縫合法(埋没法)でもう1つは皮膚切開法(Hotz変法)である．埋没法は簡便で短時間で施行できるため患者の負担は少ないが，再発率は高い．ほとんどの睫毛内反症は先天疾患といえるため，手術による永続的な効果が求められる．よって筆者はよほどの事情がない限りは軽度であっても切開法を選択している．しかし切開法を用いても再発は起こってしまうことがある．そこで，本稿では再発の起こりやすいタイプや，より再発率を低くするための手技(瞼縁切開，下眼瞼牽引筋腱膜切離)について紹介する．

はじめに

下眼瞼睫毛内反症はアジア人に特有の疾患であり鼻側で強く生じる．本邦では生直後に46%の割合で認めるが成長とともに改善し10歳頃にプラトーになると報告されている[1]．病態としては，lower eyelid retractors(LER)の皮膚穿通枝が脆弱であるが故に前葉が瞼縁を乗り越え，同時に睫毛も眼球側へ倒れ込むため角膜を傷つけると考えられている[2](図1)．治療法としては手術が中心となり，埋没法や皮膚切開法が挙げられる．小児は全身麻酔で行うことが多いので，再発率の少ない皮膚切開法(Hotz変法)が選択されることが多い．本稿では，Hotz変法および再発率を下げるためにそれと併用する手技について解説する．

手術適応

自覚症状がなく，角膜上皮障害もごく軽度であ

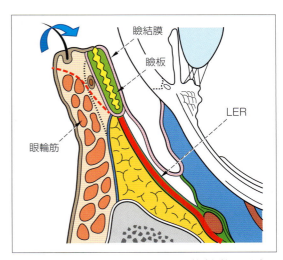

図1．下眼瞼睫毛内反症の主な病態(文献4より)
下眼瞼LERの皮膚穿通枝が先天的脆弱性を有するために，後葉(瞼板や結膜)と比較して前葉(皮膚や眼輪筋)が相対的に余剰となり，余剰皮膚に押されて睫毛が内反する．

れば10歳位までは保存的に経過観察でよいと思われる．しかし，10歳以下でも異物感，流涙，羞明などの自覚症状を認めたり，角膜障害や乱視などが原因で視力低下を引き起こす場合には，手術

---

* Kenichi KOKUBO, 〒252-0802　藤沢市高倉2345　藤沢湘南台病院形成外科，部長/横浜市立大学附属病院形成外科

が必要である．手術の目的は，これらの症状を改善することにある．筆者は14歳位までは全身麻酔を，それ以上は局所麻酔を勧めている．局所麻酔下では，部分麻酔の量は全身麻酔下よりも 1.0 ml ほど多く用いている．

Hotz 変法（図2）

①デザイン（図 2-a）

睫毛より 2～3 mm 下方の下眼瞼稜に内側から外側までデザインする．

②局所麻酔（図 2-b，c）

下眼瞼の結膜下にエピネフリン含有1%リドカインを 0.5 ml 注入する．

デザインした下眼瞼の皮膚側にエピネフリン含有1%リドカインを 1.5 ml 注入する．

③皮膚切開・眼輪筋切開（図 2-d，e）

デザインに沿って15番メスまたは15番Cメスを用いて，皮膚切開および眼輪筋切開を行う．

穿通枝作成の際に術野を保つためデザインの内側までしっかりと切開することが重要である．

④止血（図 2-f）

皮膚および眼輪筋からの出血に対し止血を行う．

⑤眼窩隔膜を展開（図 2-g）

釣り針鈎を使用して頭側に2か所で牽引し，眼輪筋下・眼窩隔膜上を尾側に剥離していく．この際，縦方向に走行する神経血管束をランドマークにすると層がわかりやすい．

⑥瞼板を展開（図 2-h）

釣り針鈎を尾側にも2か所で牽引し，眼窩隔膜を切開し瞼板を展開する．

⑦穿通枝の作成（図 2-i～k）

6-0 プロリーン® を使用して，睫毛側の皮下と瞼板下縁を縫合する．この縫合を内側から外側に向けて5～6か所行う．

筆者は再発しやすい内側に多めに通糸している．

⑧睫毛の確認（図 2-l）

睫毛がしっかりと外反しているか確認する．臥位の状態で，睫毛が90°程度の立ち具合であるなら術後6か月程度で再発してしまう可能性が高

い．睫毛の立ち具合が低矯正の場合には，lid margin split（後述）を考慮する．

⑨余剰皮膚・眼輪筋の切除（図 2-m，n）

尾側の余剰皮膚および眼輪筋を切除する．

⑩皮膚縫合（図 2-o）

6-0 プロリーン® で皮膚を縫合する．

Hotz 変法＋lid margin split（瞼縁切開）

Lid margin split[3] は瞼縁に切開を入れることで，Hotz 変法による睫毛の外反をより強くするものである．適応は，Hotz 変法では不十分な症例や睫毛乱生を認める症例である．麻酔後すぐに lid margin split を施行してもよいが，筆者はデザインが消失するのを防ぐために瞼板の展開が終了してから瞼縁に切開を入れている．Hotz 変法で穿通枝作成後に睫毛の立ち具合が不十分な場合に追加するのも有効である（図3）．

①デザイン～⑥瞼板を展開（前項①～⑥参照）

⑦瞼縁切開（図4）

角板を下眼瞼円蓋部に向けて挿入し，利き手と逆の中指で瞼縁をやや外反させる．そのまま15番メスで涙点に気をつけて瞼縁を切開する（図 4-a）．ここで重要なのは，睫毛根を確実に前葉側へ残すことである．これを考えずに安易に施行すると，術後1～2週頃に split した部位に睫毛を認めてしまうことがある（図 4-b）．

⑧穿通枝の作成（前項⑦参照）

⑨睫毛の確認（前項⑧参照）

⑩余剰皮膚・眼輪筋の切除（前項⑨参照）

⑪皮膚縫合（前項⑩参照）

Hotz 変法＋LER 切離

LER 切離[4] は Hotz 変法と併用することで，前葉と後葉のアンバランス（前葉の乗り上げ，後葉の引き込み）を矯正することができる（図5）．特に後葉の引き込みが強い症例に対しては，前葉のみを瞼板下縁に固定する Hotz 変法のみで解決しようとしても再発してしまうことがある．LER 切離のコンセプトは後葉の引き込みを解除することにあ

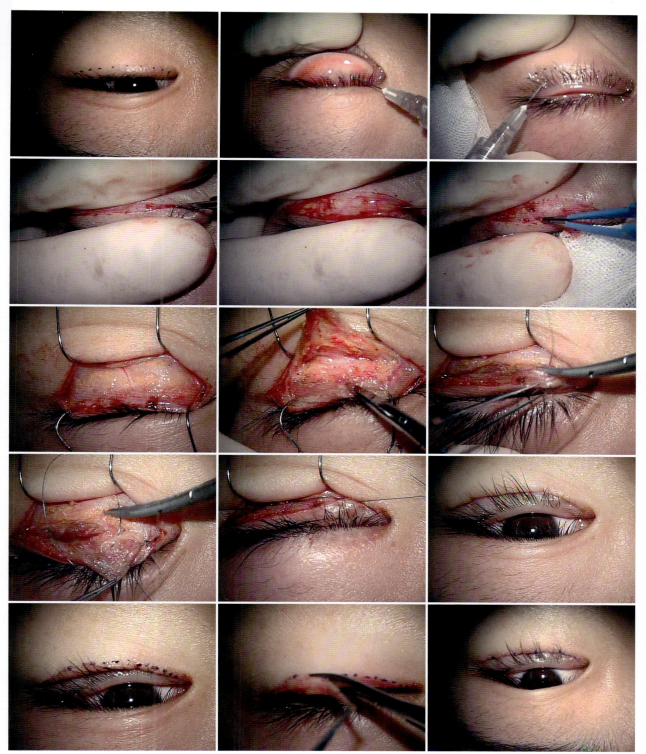

図 2.（Surgeon's view）
a：左下眼瞼デザイン　b：結膜下に局麻　c：皮下に局麻
d：皮膚切開　e：眼輪筋切開　f：止血
g：眼窩隔膜の展開　h：瞼板の展開　i：睫毛側皮下に通糸
j：瞼板下縁に通糸　k：穿通枝作成　l：睫毛の確認
m：余剰皮膚切除のデザイン　n：余剰皮膚と眼輪筋の切除　o：皮膚縫合直後

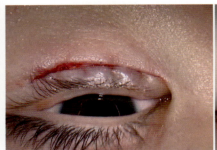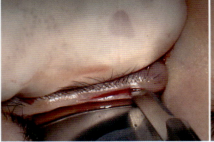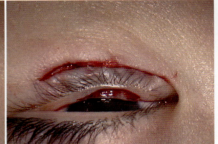

図 3.
a：穿通枝作成時点で内側が不十分
b：内側に lid split 追加
c：内側の睫毛が外反

a|b|c

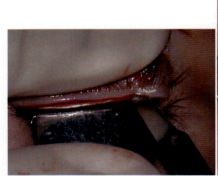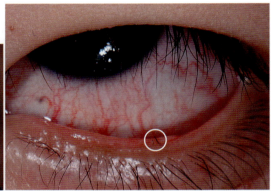

図 4.
a：内側から外側まで lid split
b：Lid split 部位に睫毛を認める．

a|b

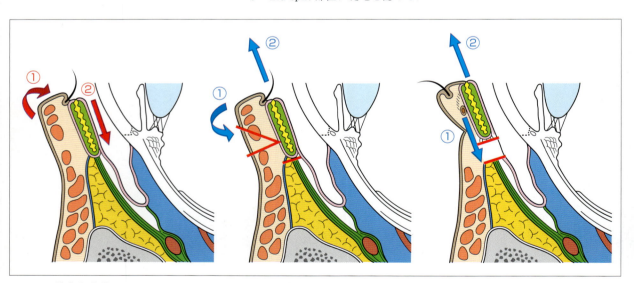

a．前葉と後葉のアンバランス
　①前葉の乗り上げ
　②後葉の引き込み

b．Hotz 変法と LER 切離
　①Hotz 変法
　②LER 切離

c．Hotz 変法と LER 切離の術後
　①Hotz 変法：前葉の乗り上げ解除
　②LER 切離：後葉の引き込みを解除

図 5．前葉と後葉のアンバランス（文献 4 より）

り,正面視で角膜下方に眼球結膜の露出があるような症例に対して良い適応となる(図6).このようなタイプに前葉だけで解決しようと皮膚切除のみを大量に行っても良い結果を得ることはできない.

①デザイン~⑥瞼板を展開(前項①~⑥参照)
⑦LER 切離(図7)

まず,瞼板下縁から結膜直上に達する孔をスプリング剪刀で作成する(図7-a).その孔からスプリング剪刀を使って,瞼板下縁に沿って横方向にLERと結膜の間を剝離していく(図7-b).その後,剝離した部位をバイポーラーで焼灼してから(図7-c),LERを切離していく(図7-d, e).さらに,LERと結膜の間を尾側にも4~5 mm 程度剝離する(図7-f).

⑧穿通枝の作成(前項⑦参照)
⑨睫毛の確認(前項⑧参照)
⑩余剰皮膚・眼輪筋の切除(前項⑨参照)
⑪皮膚縫合(前項⑩参照)

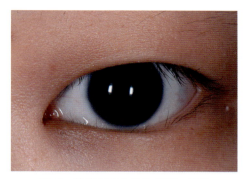

図 6. 後葉の引き込みが強い症例

術後合併症

1. 再 発

Hotz 変法の合併症で最も多いのは再発である.そのような症例に対しては,lid margin split やLER 切離などを行う.また,内眼角贅皮と下眼瞼皮膚の連続性により内側の睫毛が立ちにくい場合には内眼角形成(Z 形成や内田法)を併用[5]することも考慮すべきである.

2. 下眼瞼の陥凹・傷跡

Hotz 変法という術式自体が,睫毛側の皮下を瞼板下縁に縫着する術式であるため,ある程度の術後初期の陥凹はやむを得ない.幼少時に全身麻酔

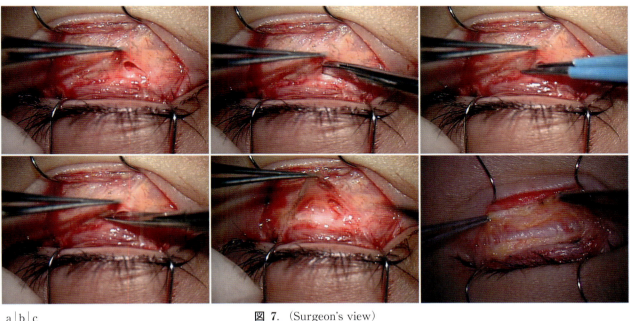

a	b	c
d	e	f

図 7. (Surgeon's view)
a:LER に孔をあける.　　b:結膜上を剝離　　c:焼灼
d:LER 切離　　e:瞼板下縁に沿って LER を外していく.　　f:LER 切離後

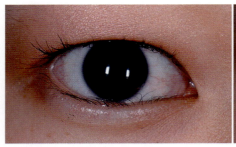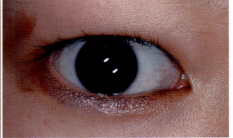

図 8.
a：右下睫毛内反
b：右下 Hotz 変法術後 3 か月

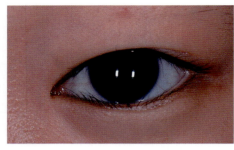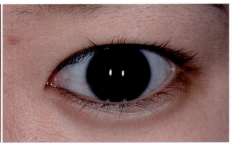

図 9.
a：左下睫毛内反
b：左下 Hotz 変法＋LER 切離後 9 か月

までした患者に対して，再発させてしまうのはしのびない気持ちにさせられるものである．そのため重症例では再発の防止を優先させ，1年半〜2年経過してようやく陥凹が消失することもある．一方で軽症例では，睫毛側の皮下の通糸の際に創縁ギリギリまで皮下を拾わないことによって，皮膚縫合時に創縁を合わせることが可能となる．筆者は，術直後の縫合線が下眼瞼稜と一致することが重要と考えている．

症例 1：右下眼瞼 Hotz 変法のみの施行(図 8)．この症例は軽度であったため，なるべく皮膚縫合部が陥凹しないように縫合したため，術後 3 か月でも傷は目立たない．

症例 2：左下眼瞼 Hotz 変法に LER 切離を併用 (図 9)．この症例は上眼瞼埋没法も施行している．LER を切離したことにより，術後 9 か月において下眼瞼縁が術前と比較しやや上昇しているのがわかる．

まとめ

Hotz 変法に他の術式を併用することで再発率を下げることができる．前葉と後葉のバランスについて理解することが重要である．

文 献

1) Noda S, Hayasaka S, Setogawa T：Epiblephharon with inverted eyelashes in Japanese children. Ⅰ. Incidence and symptoms. Br J Ophthalmol, **73**：126-127, 1989.
2) Hayasaka S, Noda S, Setogawa T：Epiblephharon with inverted eyelashes in Japanese children. Ⅱ. Surgical repairs. Br J Ophthalmol, **73**：128-130, 1989.
3) Hwang SW, Khwarg SI, Kim JH, et al：Lid margin split in the surgical correction of epiblepharon. Acta Ophthalmol, **86**：87-90, 2008.
4) 小久保健一：牽引筋腱膜の切離を加えた Hotz 変法(村上正洋，鹿嶋友敬編)，超アトラス眼瞼手術，pp. 87-94，全日本病院出版会，2014.
5) 板倉秀記，嘉鳥信忠：眼瞼形成 内眼角贅皮に対する内眥形成．きれいな小児眼科手術 新 ES NOW6，メジカルビュー社，pp. 34-41，2011.
   Summary 内眼角形成について評価や術式が細かく記載してある．

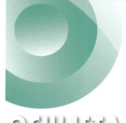

特集/眼瞼形成手術—形成外科医の大技・小技—

大技シリーズ
眼瞼とその周辺の皮膚皮下腫瘍

垣淵正男[*1]　西本　聡[*2]　河合建一郎[*3]　石瀬久子[*4]

Key Words : 眼瞼(eyelid)，腫瘍(tumor)，再建(reconstruction)，皮弁(flap)，植皮(skin graft)

Abstract : 眼瞼およびその周囲にはさまざまな腫瘍が発生する．悪性腫瘍の鑑別が最も重要であり，視診や触診，病歴聴取などから始めて適切な診断と治療が必要である．
　腫瘍の切除範囲は，良性腫瘍であれば辺縁での切除が基本であるが，疾患や状況によっては部分切除でよい場合もある．悪性腫瘍の切除範囲は，確実な局所制御を目的とした拡大切除が基本であるが，各種のガイドラインで具体的に定められている場合もある．眼瞼腫瘍切除後は単純縫合やオープントリートメントでよい場合もあるが，特に悪性腫瘍では皮弁や植皮，軟骨や粘膜移植などによる再建が必要となる症例も多い．眼瞼周囲はさまざまな形状の皮弁が作成でき，植皮も生着しやすいので，機能的にも整容的にも良好な結果が得やすい．眼瞼の全層欠損では，後葉の再建に他の部位の瞼板とその結膜を利用する方法の他に鼻中隔軟骨粘膜などを用いることもある．

はじめに

　眼瞼およびその周囲にはさまざまな腫瘤が発生するが，多くの腫瘍性病変の治療は切除術が第一選択である．腫瘍切除後には，単純縫縮やオープントリートメント(open treatment：レッセ・フェール laissez-faire)によって治癒が図れる場合もあるが，悪性腫瘍に対する拡大切除後などには一期的または二期的な再建術が必要となることも多い．実臨床においては，個々の症例に適応可能な切除方法や再建法は必ずしも1つではなく，それぞれの術者の考えや技量によって選択する余地があり，本稿で紹介する考え方や方法が，読者の診療の幅を広げる一助となれば幸いである．

[*1] Masao KAKIBUCHI，〒663-8501　西宮市武庫川町 1-1　兵庫医科大学形成外科，主任教授
[*2] Soh NISHIMOTO，同，教授
[*3] Kenichiro KAWAI，同，准教授
[*4] Hisako ISHISE，同，講師

眼瞼およびその周囲の腫瘍・母斑

　眼瞼には，霰粒腫や麦粒腫などの炎症性腫瘤，モール腺嚢胞やマイボーム腺嚢胞などの貯留性嚢胞の他に，表皮，皮膚付属器，眼瞼結膜などを発生母地としてさまざまな腫瘍が発生する(表1)．

眼瞼の腫瘤・色素斑の診断

　言い古されたことではあるが，眼瞼腫瘤の診療において，悪性腫瘍の見落としだけは避けなくてはならない．悪性腫瘍には，色調が均一でない，大きい，硬い，表面や辺縁が不整である，急速に増大する，潰瘍を伴い滲出液や出血を認める，などの特徴があるが[1]，それらに当てはまらないものもあり，常に「悪いものかも…」と疑う姿勢が大事である．
　悪性腫瘍の特徴を持たないものの多くが良性腫瘍と判断されるが，視診や触診でほぼ診断できる

表 1. 頻度の高い眼瞼腫瘍

良性腫瘍 　脂腺腫，色素性母斑(母斑細胞性母斑)，脂漏性角化症，眼瞼黄色腫，汗管腫，毛包腫，表皮嚢腫(粉瘤)・石灰化上皮腫，デルモイドシスト(皮様嚢腫)，乳頭腫(尋常性疣贅も？)，血管腫・血管奇形
炎症性腫瘤 　霰粒腫，麦粒腫
貯留性嚢胞 　マイボーム腺嚢胞，モール腺嚢胞
中間悪性病変 　基底細胞癌(基底細胞腫)，日光角化症(上皮内癌 carlcinoma *in situ* : CIS)
悪性腫瘍 　脂腺癌(マイボーム腺癌)，有棘細胞癌(扁平上皮癌)，悪性黒色腫，悪性リンパ腫

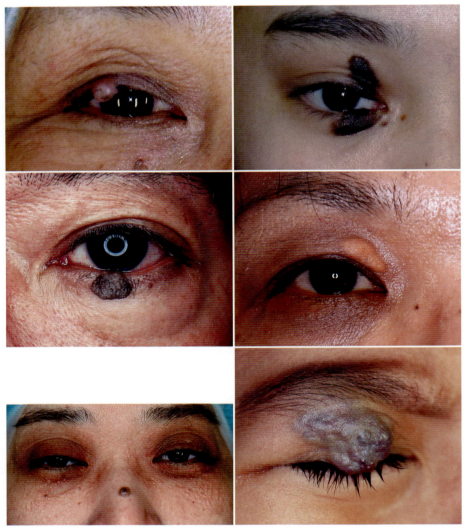

図 1. 良性腫瘍

a-①	a-②
b	c
d	e

a：色素性母斑
　①：瞼縁の色素性母斑：色素斑は一部のみに認められる．
　②：色素性母斑(分離母斑)：黒色調が強く辺縁はやや不明瞭だが表面は平滑である．
b：脂漏性角化症．表面が平滑な乳頭腫様で辺縁が明瞭である．
c：眼瞼黄色腫．内眼角部に多くやや隆起している．
d：汗管腫．両眼に常色の小丘疹が多発，散在している．
e：血管腫．薄い表皮の下に拡張した血管が透見される．

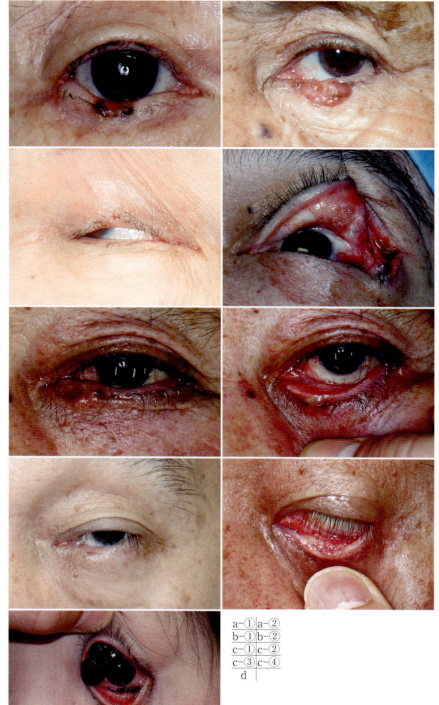

図 2.
悪性腫瘍
- a：基底細胞癌
  - ①：不均一な黒色調で中心部に潰瘍が認められる.
  - ②：黒色斑はわずかだが表面は不整でびらんを伴う.
- b：有棘細胞癌
  - ①：瞼縁の褐色調の表面不整で痂疲を伴う腫瘤
  - ②：眼瞼結膜の凹凸不整な腫瘤
- c：脂腺癌
  - ①，②：瞼縁の硬結を伴う赤色調の腫瘤
  - ③，④：瞼縁の皮下硬結と表面不整な結膜腫瘤
- d：悪性黒色腫．黒色調が強く娘病変を認める.

典型的なものを知ることが重要である(図1)．診断の確定には病理組織検査が必要であるが，悪性を疑わせる所見のない囊腫，石灰化上皮腫，黄色腫，血管腫などでは省略できることもある．

悪性腫瘍においてもまずは典型例を知るべきである(図2)．悪性腫瘍を疑った場合は，生検による病理組織診断の確定および画像診断などによる病期(ステージ)の決定を急ぐ．組織生検に際して

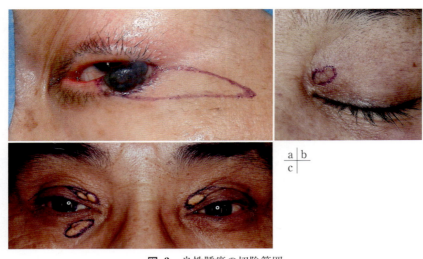

図 3. 良性腫瘍の切除範囲
a：色素性母斑．辺縁から 1 mm 程度のマージンを含めて切除（皮弁による再建も予定）
b：脂漏性角化症．辺縁に沿って切除
c：眼瞼黄色腫．辺縁で切除するが，上眼瞼は重瞼線に沿って紡錘形に延長することもある．

は，可能であれば全切除が望ましい．眼瞼の所属リンパ節は耳下腺リンパ節および頸部リンパ節であり，触診や造影 MRI などの画像検査によってリンパ節腫脹が疑われれば，胸腹部の画像検査や PET-CT などによる全身検索を検討する．

腫瘍の切除方法
（切開線の作図方法，切除範囲など）

1．良性腫瘍の切除範囲

良性腫瘍の切除においては，水平および垂直方向に，再発をきたさない最小限の切除が基本である．嚢腫や血管腫は辺縁が明確である場合が多いが，それ以外のものは腫瘍細胞の残存による再発を避けるために皮膚表面では辺縁から 0.5～1 mm の余裕をもって切除するとよい（図3）．特に色素性母斑は辺縁で切除すると再発することが多いため注意を要する．表皮や真皮に発生した皮膚腫瘍の切除の深さは，眼瞼では眼輪筋上，その他の眼瞼周囲では皮下脂肪を 2 mm 程度含めて切除するが，色素性母斑は毛包や皮下脂肪内にも母斑細胞が存在することがあるため取り残しがないことに留意する．

2．悪性腫瘍の切除範囲

悪性腫瘍の切除範囲は，病理組織診断，部位と進展度などにより決定される．脂腺癌の大半はマイボーム腺由来であり，脂腺癌の切除にあたっては，5 mm 程度の切除マージンをつけるが，瞼縁や瞼結膜で腫瘍の辺縁が不明瞭であることも多く，眼球結膜まで浸潤している場合もある．したがって，術中迅速病理診断で断端陰性を確認することが重要である（図4）．

有棘細胞癌と基底細胞癌の切除範囲決定には，低リスクと高リスクの概念があり，眼瞼では切除マージンは 6 mm を基準に，低リスク群は 4 mm 以上，高リスク群では 5～6 mm 以上とされ，悪性黒色腫では切除生検による病理組織診断で，0.5～2.0 cm の切除マージンが規定される[2)3)]（表2）．

3．分割切除術について

腫瘍切除後の欠損を縫縮する場合は，瞼縁や重瞼線，睫毛の変形に配慮し，無理な場合は皮弁や植皮術を検討するが，良性であると確信できる場合や部分生検によって診断が確定している場合は，眼瞼以外の眉間，眉毛部，内・外眼角部に限り分割切除も選択肢となるが，術後の変形や皮弁や植皮の整容的な有用性を考慮すると適応例は限

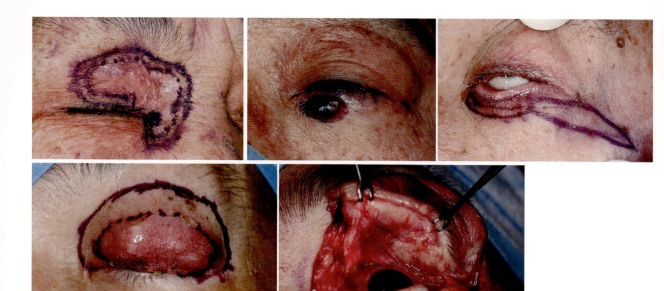
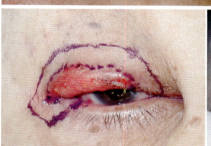
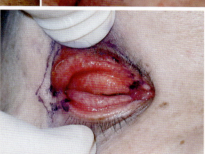
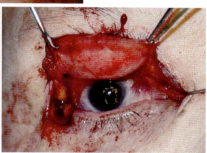
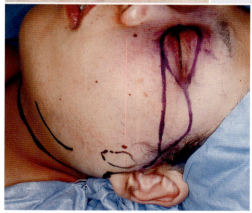

a	b-①	b-②
c-①	c-②	
d-①	d-②	d-③
e		

図 4.
悪性腫瘍の切除範囲

a：日光角化症．発赤の辺縁より 3 mm のマージンを含めて切除

b：基底細胞癌
　①：辺縁に沿った切除生検
　②：診断確定後の 5 mm のマージンを含めた拡大再切除（皮弁による再建術も予定）

c：有棘細胞癌
　①：皮膚側は 6 mm 以上のマージンを確保する．
　②：結膜側の辺縁は術中に初めて判明することもある．

d：脂腺癌
　①：皮膚側は十分なマージンをとりやすい．
　②，③：結膜側は術中に初めて辺縁が明瞭になることもあり，術中迅速病理診断は必須である．

e：悪性黒色腫．眼窩内容除去と所属リンパ節廓清（図 2-d と同一症例）

表 2. 顔面皮膚悪性腫瘍において推奨される切除マージン（皮膚悪性腫瘍診療ガイドライン第 2 版より抜粋，改変）

基底細胞癌
　　低リスク群：4 mm の切除マージン
　　高リスク群：5〜10 mm の切除マージン

　　通常は皮下脂肪組織を十分含めて切除
　　組織型が斑状強皮症型，浸潤型，微小結節型，もしくは腫瘍径が大きい場合にはより深部までの切除を検討

＜眼瞼の基底細胞癌の再発に対する高リスク因子＞
　　腫瘍径：6 mm 以上
　　境界不明瞭
　　再発例
　　免疫抑制状態
　　局所放射線治療歴
　　組織型：斑状強皮症型，硬化型，浸潤型，微小結節型
　　神経周囲浸潤あり

　　上記の 1 つでも該当する場合は高リスク群とする

有棘細胞癌
　　低リスク群：4 mm の切除マージン
　　高リスク群：6〜10 mm の切除マージン

＜眼瞼有棘細胞癌の再発に対する高リスク因子＞
　　腫瘍径：6 mm 以上
　　境界不鮮明
　　急速な増大
　　再発例
　　免疫抑制状態
　　放射線照射部位や慢性炎症が発生母地
　　神経症状あり
　　組織学的所見：中〜低分化 adenoid，adenosquamous，desmoplastic type
　　　　　　　　　深達度がレベルⅣ（網状層に侵入）以上
　　　　　　　　　腫瘍厚が 2 mm 以上
　　　　　　　　　神経・脈管浸潤

　　上記の 1 つでも該当する場合は高リスク群とする

悪性黒色腫
　　In situ 病変：3〜5 mm
　　Tumor thickness ≦1 mm：1 cm
　　Tumor thickness　1.01〜2.0 mm：1〜2 cm
　　Tumor thickness　2.01〜4.0 mm：2 cm
　　Tumor thickness ＞4.0 mm：2 cm
　　真皮内までの病変は皮下脂肪組織全層を含めて切除

られる（図 5）．

4．瞼縁の腫瘍切除

　瞼縁の腫瘍の完全切除後には，そのまま縫縮できる場合もあるが（図 6-a），一般的には瞼板も含めたいわゆる 5 角形切除（瞼縁に垂直な「ホームベース型」の切除）が行われ，術後に瞼縁の変形が目立ったり，瞼板の瘢痕や変形による角膜障害の原因となったりする場合もある．5 角形切除が標準的な方法であるが，術後の瞼縁の notch を避けるために瞼縁の断端をわずかに鋭角とする方法もある[4]．

　特に上眼瞼の良性腫瘍において瞼板の切除を最小限として変形を回避したい場合は，後述のオープントリートメントや局所皮弁を用いる．

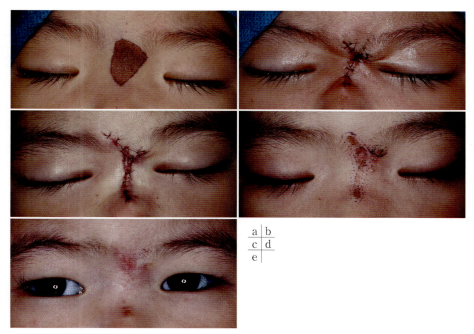

図 5. 分割切除

眉間部の色素性母斑の分割切除
 a：初回手術では縫縮できる範囲で可及的に切除する.
 b：縫縮により内眼角部, 鼻根部が変形する.
 c, d：初回手術後 6 か月. 変形が改善している. 2 回目の手術では切除マージンを確保して全摘出する.
 e：術後 3 か月. 内眼角部, 鼻根部の変形は目立たない.

5. オープントリートメント(open treatment：レッセ・フェール laissez-faire)

眼瞼周囲の腫瘍の切除後に, そのまま開放創として瘢痕治癒させる考えがあり, 適応を選べば簡単な方法で整容的に良好な結果が得られる[5]. 特に, 瞼縁の腫瘍においては, 何年後かわからない再発の可能性よりも整容的な配慮を優先して, 隆起部のみの切除にとどめる考えもあり, 角膜障害の原因となる瞼板の切除, 瞼縁の変形や睫毛の欠損・乱れを回避できるため有用である(図 6-b).

眼瞼再建

悪性腫瘍や巨大な良性腫瘍では, 切除範囲が広範となり, 眼瞼再建が必要となることが多い. 皮膚, 皮下組織, 眼輪筋などの表情筋までの欠損であれば, 植皮や皮弁による被覆のみでよく(図 6-c, d), 瞼板および瞼結膜の欠損に対しては, 瞼板や瞼結膜弁, 鼻腔や口腔粘膜の移植, 鼻中隔軟骨粘膜[6]や耳介軟骨の移植などが必要となる(図 6-e).

瞼縁に生じた悪性腫瘍では眼瞼の全層欠損となる場合が多く, 上眼瞼の 1/3, 下眼瞼の 1/2 以上欠損が生じて縫縮ができない場合は再建を要するとされるが, 縫縮可能な欠損でも術後変形を考慮して再建を行う場合も多い[7].

特に上眼瞼の全層欠損では角膜保護の観点から, 瞼板および瞼結膜の再建方法を選択する. 最も良い材料は正常な瞼板と結膜であり, switch flap[8], Mustarde 法[9], Cutler-Beard 法[10]などの二期的な方法が有名であるが, Cutler-Beard 法は瞼板の再建を行わないので原法のままでは用いにくい. Hughes 法[11]の原法は上眼瞼の瞼板結膜弁を用いた下眼瞼再建法であるが, 下眼瞼の瞼板結膜弁を用いて上眼瞼の欠損に用いる Hughes 変法[12]や欠損部の外側から瞼板結膜弁を移動する方法[13]などもある.

内眼角部の悪性腫瘍では, 切除後に涙道の再建を要する場合がある. 涙嚢に及ぶ欠損ではジョー

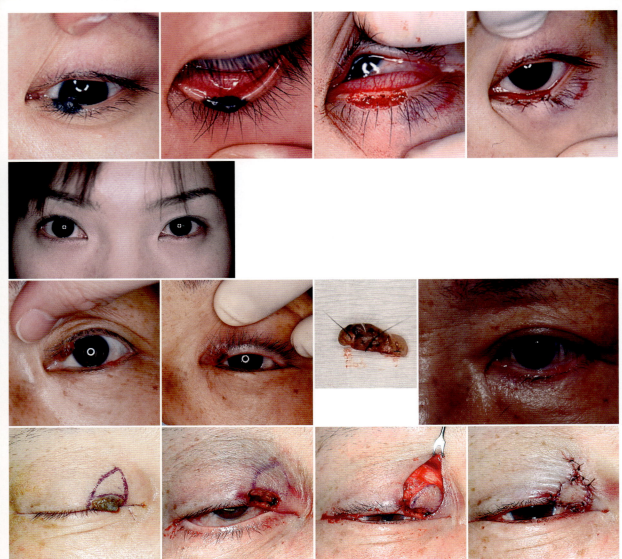
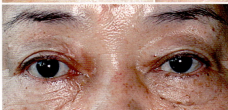

図 6. 腫瘍切除後の修復

a：単純切除・縫縮
　①，②：下眼瞼縁の色素性母斑
　③，④：瞼板を含めて切除縫縮
　⑤：術後の瞼縁の変形，睫毛欠損は目立たない．
b：オープントリートメント
　①：瞼縁の色素性母斑
　②，③：隆起部分のみを辺縁で切除
　④：術後
c：局所皮弁
　①〜④：皮弁による修復．上眼瞼縁の脂漏性角化症を辺縁で切除し眼輪筋に付着させた皮弁を移動
　⑤：術後

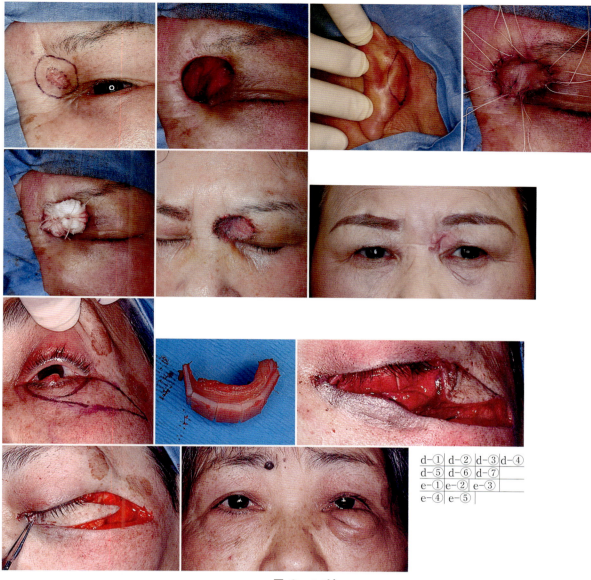

図 6. つづき

d：植皮術
　①，②：内眼角部脂腺癌を切除
　③，④：耳後部からの植皮術
　⑤：ガーゼの絹糸によるタイオーバー固定
　⑥：術後1週間で固定を解除し生着を確認
　⑦：術後1年
e：全層欠損の修復
　①：下眼瞼脂腺癌を拡大切除
　②，③：鼻中隔軟骨粘膜を採取して成型し後葉を再建
　④：眼輪筋皮弁を移動して前葉を再建
　⑤：術後

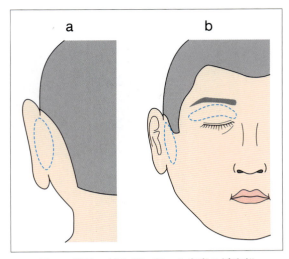

図 7. 眼瞼の植皮術に用いる皮膚の採取部
　　a：耳後部
　　b：耳前部・上眼瞼

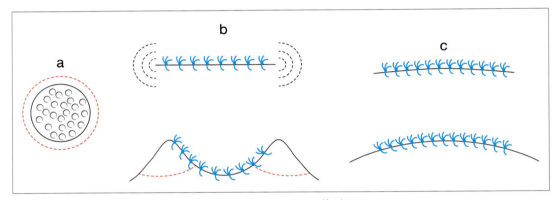

図 8. ドッグイヤー修正
a：腫瘍を形状に沿って切除
b：縫合創の両端が突出（ドッグイヤー）
c：ドッグイヤーの切除により縫合創は平坦になる．

ンズチューブの挿入が現実的だが，涙小管の断端や涙囊壁が残る場合は涙丘や眼瞼結膜との連続性を再建できる可能性がある．

一期的再建と二期的再建

悪性黒色腫が疑われる場合，その他の悪性腫瘍が強く疑われるが確信が持てない場合，部分生検で診断が確定できない場合，切除マージンに不安が残る場合，悪性リンパ腫や前述の悪性黒色腫などのように病理組織診断結果によって治療方針が変わる場合などは，まず腫瘍の全切除のみを行って，生じた欠損部は縫縮または開放創，人工真皮の貼付として，二期的な再建術を計画する．

眼瞼周囲の切除生検では，多くの場合は縫縮または一部を開放創として待機可能であり，人工真皮の貼付などを要するのは巨大腫瘍に対する広汎切除に限られる．特に下眼瞼では，広範囲の欠損であってもしばらくの間は大きな問題とならないこともある．

所属リンパ節や遠隔臓器に転移が疑われる場合も，全身検索の結果を待って再建を行う場合がある．

困った時のちょっとした手技

単純縫縮できない腫瘍

頭尾側方向に無理矢理縫縮した場合，上眼瞼の兎眼は時間経過とともに改善が期待できるが，下眼瞼の兎眼や外反は治らないので，外眼角部切開を追加した水平方向の縫縮や皮弁，植皮を検討する．

眼瞼周囲は皮膚が柔らかく，また皮下に眼輪筋が存在するため皮弁が作成しやすい．皮膚欠損部位に隣接した皮膚をずらすV-Y皮弁が簡便である(図6-c)．また，耳後部からの植皮の他に，中高年の患者では同側または対側上眼瞼の余剰皮膚も採皮部となり得る(図7)．

一時的に人工真皮を貼付して後日再建するという考え方もあるが，良性腫瘍では悪性腫瘍のように切除断端を確認できるという利点もなく，瘢痕形成によってむしろ手術がやりにくくなるため，一期的な方法が勧められる．

腫瘍切除の基本的なデザインは腫瘍の辺縁に沿って円形(瞼縁では半円形)や楕円形に近い形状となるが，そのまま縫縮した場合の皮膚の余剰や皮弁の移動による歪みによって，縫合創の端に変形が生じることがある．ぴんと立った犬の耳に見立てて「ドッグイヤー」と呼ばれ，眼瞼やその周囲の皺の方向に沿って皮膚切開を延長して修正する(図8)．

文　献

1) 辻　英貴：目指せ！眼の形成外科エキスパート(第18回)眼瞼腫瘍は色で診断！ 顔つきから疾患を当てよう！臨眼，**70**(2)：208-216，2016.
2) 大芦孝平，堤田　新：外科的治療　皮膚軟部悪性腫瘍の切除範囲．PEPARS，**100**：116-124，2015.
　　Summary　皮膚悪性腫瘍の切除範囲について詳細に解説．
3) 日本皮膚悪性腫瘍学会(編)：皮膚悪性腫瘍診療ガイドライン第2版日本皮膚科学会，金原出版，2015.
4) 小川　豊：眼瞼・義眼床の再建―臨床例アトラス―，克誠堂出版，pp.20-57，2006.
　　Summary　形成外科における眼瞼形成の第一人者が長年にわたる経験をまとめた書．
5) 田邉吉彦：良性および悪性腫瘍切除後の眼瞼再建．PEPARS，**43**：39-48，2010.
6) 垣淵正男，河合建一郎：皮弁　下眼瞼再建　鼻中隔軟骨・粘膜移植および局所皮弁による下眼瞼全層欠損の再建．形成外科，**60**(増刊)：S144-S152，2017.
7) 河合建一郎：眼瞼再建．眼瞼・眼窩・涙道の外科-スグに役立つ基本知識―高度技術―(細川　亙，垣淵正男，不二門　尚編)，克誠堂出版，pp.185-194，2017.
　　Summary　眼瞼再建の適応や術式についてわかりやすいイラストで解説．
8) Mccoy FJ, Crow ML：Adaptation of the "switch flap" to eyelid reconstruction. Plast Reconstr Surg, **35**：633-639, 1965.
9) Mustardé JC：Major reconstruction of the eyelids：functional and aesthetic considerations. Clin Plast Surg, **8**：227-236, 1981.
10) Cutler NL, Beard C：A method for partial and total upper lid reconstruction. Am J Ophthalmol, **39**：1-7, 1955.
11) Hughes WL：Total lower lid reconstruction：Technical details. Trans Am Ophthalmol Soc, **74**：321-329, 1976.
12) 後藤　浩：Hughes変法による悪性眼瞼腫瘍の治療．臨眼，**66**(4)：427-432，2012.
13) Okada E, Iwahira Y, Maruyama Y：The V-Y advancement myotarsocutaneous flap for upper eyelid reconstruction. Plast Reconstr Surg, **100**：996-998, 1997.

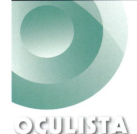

特集/眼瞼形成手術—形成外科医の大技・小技—

大技シリーズ
ノンアブレイティブの眼瞼治療

黄　聖琥[*1]　菅原　順[*2]

Key Words: 眼瞼(eyelid), シワ(wrinkle), たるみ(saggy), レーザー治療(laser treatment), ヒアルロン酸(hyaluronic acid), 多血小板血漿療法(platelet-rich-plasma therapy)

Abstract: 上下眼瞼の皮膚はシワ, たるみが顕著に起きる部位である. 眼瞼周囲の非侵襲的な治療を紹介していく. レーザー, 光治療機器, プラズマ機器の治療はコラーゲンやエラスチンの新生と再構築させる作用があり, 複数回治療と定期的なメンテナンス治療で上下眼瞼のシワ, キメを改善し, 維持させることが可能である. 眉間や目じりのシワについては, ボトックスを併用することもある. 目の下のたるみ(tear trough/palpebromalar groove)に対しては, ヒアルロン酸や PRP 注入などが適応となる. 各種注入療法はそれぞれ合併症対策が重要である.

はじめに

　眼瞼周囲は加齢による顔貌の変化が顕著に出やすい部位の1つである. 上眼瞼に関しては, 皮膚弛緩によるシワ, たるみ, 皮下組織においては眼瞼下垂症状の進行がある. 下眼瞼に関しては, 上眼瞼同様, 皮膚弛緩による小じわ, 血流障害, 皮膚水分量低下, 色素沈着によるくすみ, クマ, 皮下組織においては鼻頬溝(tear trough), 瞼頬溝(palpebromalar groove)といういわゆる下眼瞼のたるみがある. これらに対する非侵襲的な治療法としては, レーザー・光治療機(IPL)・フラクショナルレーザー, 外用剤, 注入療法などが挙げられ, それぞれの症状, 発生機序に合わせた治療を単独あるいは複合的に行うことで, ある程度解決できる.

上下眼瞼のシワについて

　眼瞼の皮膚は体の中で最も薄く, バリア機能も弱いため, 紫外線や乾燥, メイクなどによる外的な刺激因子に影響されやすい. また, さまざまな表情をするたびに眼輪筋の収縮弛緩が繰り返されており, 特に上眼瞼に関しては, 開閉瞼(瞬き)を1日約25,000回行っており, その度に皮膚弛緩は進行することとなる. さらに, 加齢や紫外線により弾性線維の変性, 膠原線維の変性や減少は進むことになる. 乾燥予防のための保湿, 日焼け予防対策などが日頃のスキンケアとして大事である.

下眼瞼皮膚のシワの治療法

　当院ではレーザーや光治療機器を複合的に用いて, 皮膚の skin rejuvenation(シミ, くすみ, イボ, 毛穴, シワの改善, 皮膚全層の若返り)治療(当院ではカスタマイズ治療と呼んでいる)を行っている. 特に下眼瞼皮膚は, 小じわの改善(シミ, くすみも同時に改善する)が特徴的である. 主に用いる機器は光治療機器(intense pulsed light：

[*1] Seiko KOU, 〒231-0015　横浜市中区尾上町 4-54 Kannai ex ビル 8F　KO CLINIC for Antiaging, 院長
[*2] Jun SUGAWARA, 〒380-0826　長野市北石堂町 1402　甲州屋ビル 5F　JUN CLINIC, 院長

表 1. カスタマイズ治療(CS):当院で行っている skin rejuvenation 治療

患者ごとに必要なレーザー,光治療を複数(3~5種類)選択し照射.初期の半年は毎月,その後は 2~3 か月ごとで継続していく.内服,外用,スキンケア指導なども併用し総合的に治療を進めていく.

医療機器	商品名	主な作用
IPL (intense pulsed light)	Lime Light™	シミ,くすみ,赤み,キメ,毛穴にある程度効果的.カスタマイズ治療において,初期の 1~2 回は IPL を照射することが多い.
	MaxG™	
ロングパルス Nd:YAG レーザー	Xeo™	Genesis という 10 Hz の中空照射で真皮上層を徐々に加熱し,真皮上層のコラーゲン新生と再構築を促進.設定を変え,接触照射で脱毛効果のある治療も行う.
	ExelV™	
Q スイッチ(nanosecond) Nd:YAG レーザー	MyQ:dual™	IPL では刺激になりそうなシミ,くすみ,肝斑に対してレーザートーニングという低フルエンス低出力で照射する治療法をよく行っていた.
Picosecond Nd:YAG レーザー	PICOCARE™	Q スイッチレーザーでは対応しづらい,薄いシミ,くすみ,肝斑に対しての照射.真皮の rejuvenation 治療にも効果的.Micro Lens Array のハンドピースを用いて,シワ,キメ,毛穴,ニキビ跡,傷跡に効果的な照射方法がある.
ノンアブレイティブフラクショナルレーザー	Lux1540™	ダウンタイムは短い.シワ,キメ,毛穴,ニキビ跡に効果的.
アブレイティブフラクショナルレーザー	Fixer™	組織を蒸散するので,高いフルエンスの設定では赤みや炎症などダウンタイムが比較的長引くが,毛穴,ニキビ跡や傷跡に効果的.
プラズマ	NeoGenSpa™	窒素ガスを使用,skin rejuvenation 治療から,瘢痕治療,ニキビ治療など.創傷治癒促進,抗酸化作用などプラズマ特有の効果あり.
	プラズマージュ™	大気を利用し,CO_2レーザーとは違う機序で組織蒸散作用をもつ.汎用性もあるが,眼瞼のスキンタイトニング治療が代表的.
エレクトロポレーション	Spring™	ヒアルロン酸や成長因子などイオン導入では導入しきれない高分子成分を皮膚へ導入できる.目周りの乾燥シワに即効性がある.
外用剤	**会社名**	**主な作用**
Lumixyl™	Envy Medical	チロシナーゼ阻害によるメラニン産生抑制,低アレルギー性
0.05%トレチノイン	株式会社ナノエッグ	表皮のターンオーバーを促進,シミ,シワの改善効果があるが,ナノカプセル化によりレチノイド反応を和らげている.当院では,長期使用にならないようにしている.

IPL)とロングパルス Nd:YAG レーザー,ノンアブレイティブフラクショナルレーザー,アブレイティブフラクショナルレーザー,ピコフラクショナルレーザー(Micro Lens Array)である.また,初期の頃には限定的に,トレチノイン(レチノイン酸)をハイドロキノンあるいは合成オリゴペプチド製剤(Lumixyl™)[1]と混合し外用塗布を併用している.トレチノインは落屑,紅斑,ひりつきなどのレチノイド反応が副反応として出るので,もう一方の美白剤との混合の割合,塗布の頻度などを指導しながら使用してもらっている.長期使用によるデメリットを考慮し[2],あくまで初期の限定使用にとどめている.レーザー複合治療は,

改善後もメンテナンスとして 2~3 か月ごとの治療を勧めている.

また,目じりのシワ,眉間のシワに対しては,ボトックスを併用することもある.眼瞼下垂傾向のある方に前額のシワに対するボトックス治療は注意を要する[3].

表 1 に治療の概要と図 1~3 に症例を提示する.

上眼瞼皮膚のシワの治療法

上眼瞼皮膚については,開瞼することで一部皮膚が折り返し皮膚に隠れるので,比較的高侵襲な炭酸ガスフラクショナルレーザー(Fixer™)やプラズマ機器(プラズマージュ™)を用いて,たる

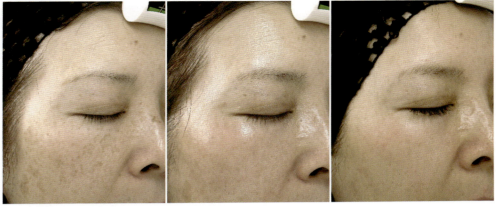

a．初診（50歳）　　　　b．2か月目　　　　c．1年後

図 1.

初診よりカスタマイズ治療にハイドロキノンにトレチノインの外用療法も開始．2か月目でシミ，くすみも改善．目周りのハリも出ているが，トレチノイン特有のつるっとした肌になっている．角層が薄くなっていることが多く，シミ，くすみがある程度きれいになったらトレチノインをテーパリングしていく．1年後はカスタマイズ治療を2～3か月ごとに継続しており，外用は保湿剤のみ．目周りのハリも維持している．

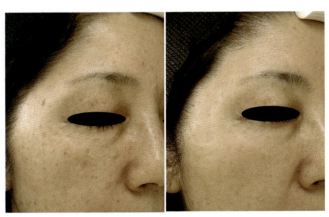

a．初診（57歳）　　　　b．2年後

図 2.

IPLやロングパルス・QスイッチNd：YAGレーザーで3回治療し，ノンアブレイティブフラクショナルレーザーを加えて5回治療している．トレチノイン使用は初期の半年のみ．

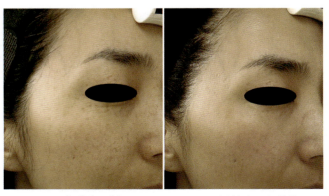

a．初診（47歳）　　　　b．4回治療1か月後

図 3.

初回IPL治療，2回目よりPicosecond Nd：YAGレーザーによるトーニング治療と，MLAハンドピースによりシワ，ハリの治療を加え，3回治療の1か月後．Lumixyl™ にトレチノインも使用．4か月の経過で，色素沈着，特に目周りのシワ，ハリの効果が良好

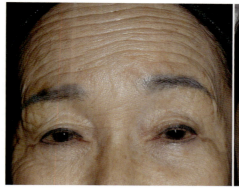 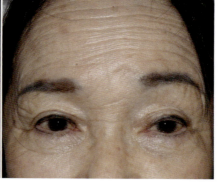

a．初診（89 歳）　　　　　　b．1 回施術 1 か月後

図 4．プラズマージュ™ で上眼瞼を 1 回照射

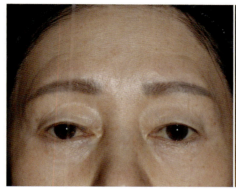 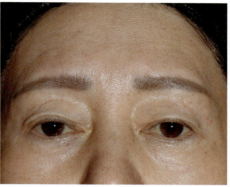

a．初診（67 歳）　　　　　　b．1 回施術 1 か月後

図 5．プラズマージュ™ で上眼瞼を 1 回照射

 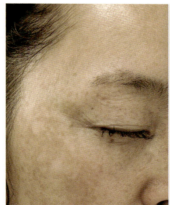 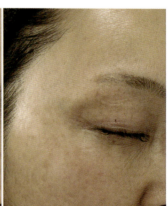

図 6．
初期はトレチノインとハイドロキノンの美白剤を中心に上眼瞼塗布，テーパリング後，プラズマージュ™ で上眼瞼を 1 回照射，その後 2 か月ごとに炭酸ガスフラクショナルレーザーで 8 回治療 2 か月後
　a：初診（47 歳）
　b：5 年後

み，シワの改善を図ることもある．弛緩した皮膚のタイトニングによって，重瞼幅を一時的に少し広げる効果がある．患者からアイラインが引きやすくなったという声をよく聞く施術である（図 4～6）．

たるみの原因と最近の注入療法について

顔の組織は顔面骨，表情筋，脂肪（深層脂肪，浅層脂肪），支持靱帯，皮膚から構成されており，それぞれが変形，萎縮，弛緩などの加齢変化を起こ

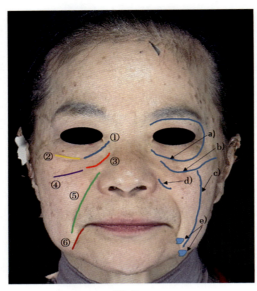

図 7.

すことによって，老化顔貌を呈することとなる．骨吸収により骨格は変形し，皮膚，皮下組織を支えている支持靱帯が劣化することにより，支えられていた脂肪などの皮下組織が緩んだ靱帯を超えて下垂し，それがたるみと認識される．皮膚の弛緩があれば，さらにそのたるみの程度は増すこととなる[4]．図 7，表 2 に主要なシワ，たるみとそれに関連する靱帯を示し，図 8 に浅層脂肪のコンパートメントを示す．

たるみの主訴として代表的なのは，ほうれい線，マリオネットライン，ゴルゴライン，下眼瞼のたるみである．ヒアルロン酸を直接たるみの溝に注入する手法は効果としてわかりやすく，その手法は今でも加齢顔貌を改善させるための有効な手法である．近年，顔のたるみのメカニズムが解明されてきており，深部組織の骨萎縮部にフィ

表 2.

たるみ・シワの名称	関連する靱帯
・下眼瞼のたるみ，シワ ①tear trough　②palpebromalar groove	a) Orbicularis retaning ligament
・ゴルゴライン ③nasojugal fold　④midcheek groove	b) Zygomatic cutaneous ligament
・ほうれい線 ⑤nasolabial fold	c) Massetoric cutaneous ligament,　d) maxillary ligament
・マリオネットライン ⑥labiomandibular fold	e) Mandibular cutaneous ligament

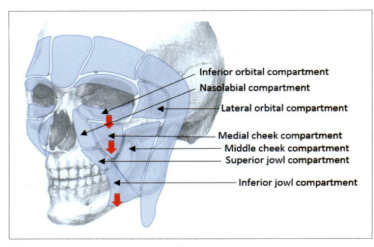

図 8.

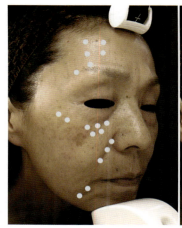 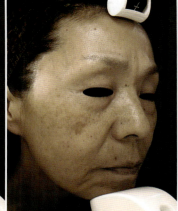 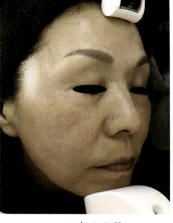

a．注入部位　　　　　　　　b．初診(60歳)　　　　　　　c．1年3か月

図 9．
ヒアルロン酸を下眼瞼眼輪筋下の深部脂肪層(medial SOOF)に注入し tear trough が改善されている．各支持靱帯をサポートし，頬全体のリフトアップ効果を得ている．1刺入 0.1～0.2 m*l*，架橋の強いヒアルロン酸(HA)を深層脂肪あるいは骨膜上，架橋の弱いヒアルロン酸を真皮浅層に注入．レーザー複合治療を毎月行い，skin rejuvenation 効果を得ている．

表 3．当院で施行している注入療法

多血小板血漿療法(platelet-rich-plasma：PRP) 血小板が高濃度な血漿分画を用いた自己組織再生医療である．皮下注入の際は PRP に b-FGF を添加し注入する症例もある．皮内への注入の場合は PRP のみ．b-FGF を添加する PRP 療法が発表された初期の頃，しこり，沈静化しづらい肉芽種などの合併症，トラブル例が多数報告されてきた．適切な施術，トラブル時の対応法まで準備ができていることが必要になる．また医療機関での PRP 注入施行にあたっては，厚生労働省のもと『再生医療等の安全性の確保等に関する法律』に従い，各種申請，運用が必要になる．
ヒアルロン酸 製剤の種類が豊富，中和剤もあることから現在最も使用されているフィラー製剤である．注入の部位や個体差により，注入剤の選択を行う．当院で扱っている注入剤が，Teoxane 社の Teosyal® RHA3・4，Merz 社の Belotero® Soft・Intense，Aestura corporetion 社の CLEVIEL® PRIME⁺・CONTOUR⁺

ラーを充填したり，複数箇所の緩んだ支持靱帯の根部にフィラーを注入し，組織全体をリフトアップする手法も確立されてきている[5]．当院でもヒアルロン酸や多血小板血漿療法(PRP)を用いて，同様の効果を得ている(図 9)[6]．

下眼瞼たるみ(tear trough/palpebromalar groove)の成因について

Tear trough は皮膚のすぐ下が眼輪筋・眼窩部，その下が眼窩部の骨になり，脂肪が欠如している部位である．そのため，皮膚表面から眼輪筋の色が透けて，暗赤紫色にみえる原因になっている．加齢による眼窩部の骨萎縮と眼窩内脂肪突出によって，たるみが目立ってくる．Palpebromalar groove は眼窩の骨萎縮と眼窩内脂肪の突出部に加え，orbicularis retaining ligament の弛緩によ

り，溝が下方に下がってくることになる[7]．

下眼瞼のたるみ治療

下眼瞼の軽度たるみに対しては，ヒアルロン酸注入が最もよく用いられる．ヒアルロン酸以外にも，脂肪注入や PRP 療法も適応となるが，特に成長因子を用いた PRP 注入療法については注意を要する[8]～[10](表 3)．ここではヒアルロン酸注入について解説する．注入は眼輪筋下に行う．外側の palpebromalar groove では弛緩した orbicularis retaning ligament をサポートするように注入していく．内側の tear trough では上層の皮膚，眼輪筋が薄いため，チンダル現象(ヒアルロン酸の微細な粒子が光を散乱させて青～白色調を呈する現象．皮下脂肪が薄い部位に起こりやすい)や過矯正にならないように注意する．粘性，流動性が高い組織親和性の優れたヒアルロン酸を使用する

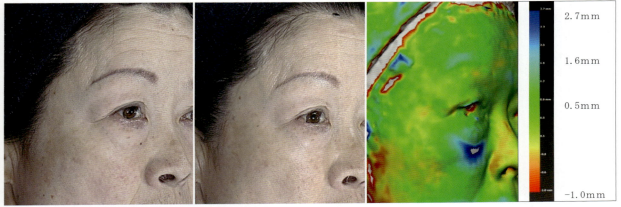

a．初診(60歳)　　　　b．9か月(初診より)　　　　c．ベクトラの画像分析

図 10．
Orbicularis retaning ligamentをサポートしながら，medial SOOFに充填するようにヒアルロン酸を注入している．注入後，レーザー複合治療にHIFUなども併用している．ベクトラの画像分析で下眼瞼の陥凹部が青色を呈しており，充填されているのがわかる．

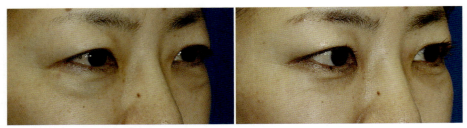

a．初診(62歳)　　　　　　　　　　　b．施術後

図 11．
Tear trough/palpebromalar groove の凹みに眼窩脂肪の前方突出が目立つ症例．経結膜脱脂とヒアルロン酸注入を行い，きれいな仕上がりになった．

とよい(Teosyal® RHA 2～3, Merz社のBelotero® Balance)(図10)．

Tear trough/palpebromalar grooveの陥凹に眼窩脂肪の前方突出が目立つ場合は，経結膜脱脂を行い，ヒアルロン酸注入を行うと，きれいな仕上がりになる(図11)．眼窩脂肪の突出の具合とtear trough/palpebromalar grooveの陥凹の状況によって，脱脂と注入療法のどちらを選択すべきか，あるいは併用すべきか，患者の希望も加味しながら適応を慎重に行っていく必要がある[11]．

また，ヒアルロン酸注入においては，塞栓による皮膚循環障害や失明など重篤な合併症が近年報告されてきている．注入部位の選別や注入法により，ある程度未然に防ぐことも可能である．安全な注入法，合併症への迅速な対応策など，治療前にしっかりと確認しておく必要がある[12]．

長期治療継続症例

以上のような上眼瞼，下眼瞼を総合的に治療継続してきた長期治療症例を図12, 13に示す．両症例とも，tear trough/palpebromalar grooveに対し，前述のように眼輪筋下骨膜上にPRP注入を施行．その後3～6か月ごとにボトックス注射を目じりに施行．内服外用療法のもと，IPLやレーザーの複合治療中心としたカスタマイズ治療を定期的に施行．一時Lux1540™も施行し，眼周りのシワ，たるみ治療を定期的に継続してきた．目周りの加齢現象は高齢であるほど症状が進みやすいが，前述のような治療を長期継続することで，ある程度の予防効果，改善効果が期待できる．

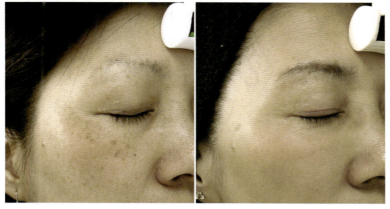

a．初診(47歳)　　　　b．9年後(56歳)

図12.

表1に示した機器を複数用いてカスタマイズ治療を9年継続してきた．上眼瞼は眼瞼下垂の手術を施行しており，下眼瞼はPRPの注入療法を1度行っている．表1の治療以外に，真皮浅層や皮下をターゲットに高周波治療(RF)，高密度焦点式超音波(HIFU)の治療も複数回行っている．最後の1年はPicosecond Nd：YAGレーザーによるトーニング治療にMicro Lens Arrayによる治療を2か月ごとに行っている．

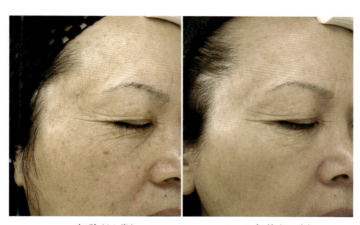

a．初診(64歳)　　　　b．3年後(67歳)

図13.

表1に示した機器を用いたカスタマイズ治療に，真皮浅層をターゲットにした高周波治療を複数回併用している．真皮のrejuvenation(シワ，キメの改善)効果が顕著に出た症例である．

文献

1) Abu Ubeid A, Zhao L, Wang Y, et al：Short-sequence oligopeptides with inhibitory activity against mushroom and human tyrosinase. Invest Dermatol, **129**(9)：2242-2249, 2009.
2) Hubbard BA, Unger JG, Rohrich RJ：Reversal of skin aging with topical retinoids. Plast Reconstr Surg, **133**(4)：481e-490e, 2014.
3) 今泉明子：ボツリヌス菌毒素による治療. Non-Surgical美容医療超実践講座，宮田成章編，全日本病院出版会，pp. 235-248, 2017.
4) Mendelson B, Wong CH：Anatomy of the aging face. Plastic Surgery(3rd ed)(edited Warren RJ, et al), Vol 2, Elsevier Saunders, London, pp. 78-92, 2012.
    Summary 顔の加齢による組織変化(顔面骨，表情筋，脂肪，支持靱帯，皮膚)を詳細に解説している．
5) VISTA-Shape® Xテクニックガイド(第6版)，アラガン・ジャパン社．

6) 黄　聖琥：たるみは解決できるか①ノンサージカル治療．Bella Pelle，**2**(4)：18-23，2017．
7) 岩城佳津美：下眼瞼(Tear trough)への注入．フェイシャル・フィラー，克誠堂出版，pp. 99-105，2017．
   Summary 顔の加齢変化の詳細な機序と各部位のフィラー注入の実際のテクニック，適応，合併症に対する対策などが詳細に解説されている．
8) 飯尾礼美：PRP療法の実際：フィラーとしてのPRP療法．PEPARS，**75**：135-145，2013．
9) 林　寛子：PRP(多血小板血漿)療法．PEPARS，**75**：32-39，2013．
10) Kamakura T, Kataoka J, Maeda K, et al：Platelet-Rich Plasma with Basic Fibroblast Growth Factor for Treatment of Wrinkles and Depressed Are as of the Skin. Plastic and Reconstructive Surgery, **136**(5)：915-1134, 2015.
11) 一瀬晃洋：Tear trough・lid/cheek junction に対するフィラーの選択と注入のコツ．PEPARS，**75**：43-46，2013．
12) 西田美穂，牧野太郎：Ⅲ注入後のポイント．ヒアルロン酸注入治療安全マニュアル(大慈弥裕之監)，克誠堂出版，pp. 25-61，2018．
   Summary ヒアルロン酸注入による，皮膚壊死や失明などの致命的な合併症をはじめ，注入前後，注入時の注意点，合併症対策について詳しくまとめられている．

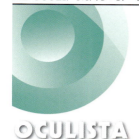

特集／眼瞼形成手術—形成外科医の大技・小技—

大技シリーズ

美容外科で行うタッチアップサージャリー

土井秀明*

Key Words：眼瞼下垂（blepharoptosis），眼瞼内反症（entropion），重瞼（double eyelids, palpebral furrow），瞼裂形態（form of rima palpebrarum），重瞼術（double eyelid formation），内眼角形成術（medial canthoplasty）

Abstract：感情表現や急速に普及している認証システムの個人識別において，顔面が果たす役割は重要であると言える．中でも目元は昔から「目は口ほどにものを言い」と言われるほど，最も重要なパーツであることは異論がないであろう．眼瞼手術における目的には，視機能の確保と同等に整容的結果が求められるが，残念なことに整容的要素をあまり重要視しない術者も存在する．整容的要素の決定には，人類学的な標準に合わせることはもちろんであるが，患者個別の美容的価値観も考慮し手術を計画する必要がある．

本稿では，患者の美容的満足度を高めるために注意すべき術前の手術計画のポイントと，期せずして不満を生じた場合に修正を行う美容外科的タッチアップサージャリー手技の一部を紹介する．

　形成外科，美容外科で眼瞼下垂や内反症などの眼瞼手術を受けた結果，兎眼，角膜上皮障害，ドライアイなどの機能的不調を訴え，眼科を受診する症例があるように[1]，術後形態の整容的不満を訴え，美容外科を受診する症例は老若男女を問わず数多く存在するのも事実である．その不満の多くは，重瞼線のサイズや形態であるが，瞼裂形態に関する不満を訴えるものも少なくない．

　整容的な不満を回避するために美容外科医が行っている術前の手術計画のポイントと，残念ながら整容的問題が生じた場合に行うタッチアップサージャリーの代表的な術式につき述べる．

重瞼に対する不満と対策

　眼瞼下垂，内反症の患者には一重瞼が多い．二重瞼であっても左右差があったり，腱膜性眼瞼下垂により異常に広くなったりしている場合がある．これらの眼瞼手術では，術後の治療効果を高めるために重瞼を作成するのであるが，術後の不満で最も多いのは重瞼幅が希望より狭かったり広かったりすることである．眼科での眼瞼手術後の不満を訴え美容外科を訪れる患者では，希望より重瞼が狭い結果を不満に思う症例が多い．

　重瞼幅を広げる場合，皮膚に余裕があれば重瞼線の頭側（眉毛側）や眉下での皮膚切除が有効であり，皮膚の余剰が少ない場合は，瘢痕が2本になる問題はあるものの，頭側に新しい重瞼線を作成すれば比較的容易に希望に近づけることができる．一方，重瞼幅を狭くするというのは，非常に困難であり，安易に手をつけず専門医に相談するべきであろう．わずかに狭くするのであれば，重瞼線の尾側（睫毛側）で皮膚切除を行うのであるが，重瞼固定をすべて剝離し固定位置も尾側に移動する必要がある（図1）．

* Hideaki DOI, 〒534-0024　大阪市都島区東野田町2-9-7　KSビル2階　こまちクリニック，顧問

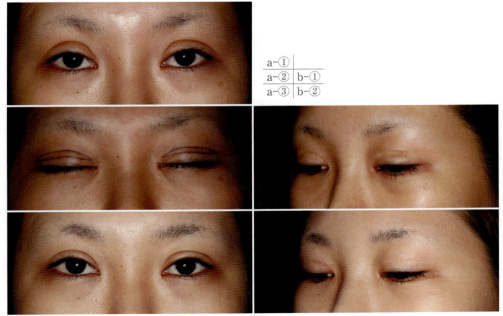

図 1.
a：睫毛側の皮膚切除で重瞼幅を狭くした症例
①：修正術前．広すぎる重瞼幅を認める．
②：皮膚切除のデザイン．約5 mmの皮膚切除と重瞼固定の付け替えを行った．
③：修正術後8か月．狭くなり満足できている．
b：同時に切開線尾側の眼輪筋切除による陥凹変形の修正も行った．
①：修正術前．切開線尾側に明らかな陥凹変形を認める．
②：修正術後8か月．陥凹は改善し満足できている．

　不満を避けるためには，初回手術時のデザインに注意する必要がある．若年者と高齢者でポイントが異なる．若年者では，初めに希望をしっかりと確認する必要があり，希望との相違が大きいほど不満が大きくなる．希望を確認する部分として，第1に，いわゆる平行型と末広型重瞼の好み，第2に，幅の好みを確認する必要がある．重瞼にこだわりのある症例では，普段から糊やテープで重瞼様のメイクをしていることが多いので，手術前に普段どおりに糊やテープで希望の重瞼を作らせ，それよりもわずかに狭いデザインを選択することである．希望がかなり広い場合には，眉下皮膚切除法[2]による補正を行うと良い．

　高齢者の場合は，皮膚の弛緩が強い場合や腱膜の頭側移動に伴い重瞼が広くなっている場合があり，デザインに悩むことがある．あまりに広い重瞼幅では，怒ったような険しい顔貌となり，狭すぎると皮膚弛緩が残り偽性眼瞼下垂となる場合が

ある．デザインに悩んだ場合は，次のデザイン法を行うとよい．

　①患者を臥位とし，睫毛が動かない程度に眉毛を頭側に牽引しながら睫毛列上縁から7 mmの位置の上眼瞼中央に点xを付ける．牽引を止め，このマークに涙小管ブジー(No.02～03程度)を当て，軽く開瞼させると重瞼線が出現するので，これをなぞるように仮の切開線をマーキングする[3]．

　②患者を座位とし，仮の重瞼線よりも頭側に涙小管ブジーを軽く当て開瞼させ，希望の重瞼幅を確認して点yを付ける．

　③再び患者を臥位とし，点xから点yの距離(幅xy)を計測し，点xから頭側に1.5×幅xy mm離れた位置に点zを付け，点xと同様の手順で第2の切開線をマーキングする[4]．切除量が不足であると思われる場合は，点zを最大2×幅xy mmまで広げても構わない．この場合，切除後の睫毛列上縁から眉毛下縁までの距離を20 mm以上残す

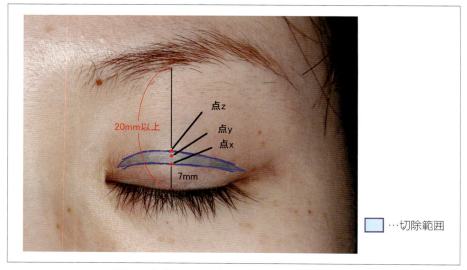

図 2. 皮膚切除を行う場合の簡易なデザイン法
点 x：標準的な重瞼幅の基準点（睫毛より 7 mm）
点 y：ブジーでシミュレーションした希望の重瞼幅
点 z：眉毛側切開線の基準点（睫毛からの距離は幅 xy×1.5＋7 mm）

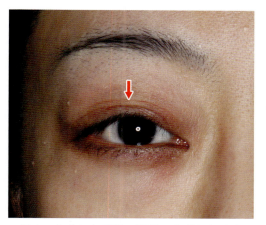

図 3. 作成した重瞼の頭側に出現した予定外重瞼線（三重瞼）

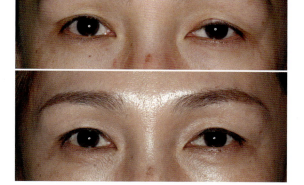

図 4.
a：術前．左側の挙上不足と重瞼線の乱れがある．右はヘリングの法則で過開瞼となっている．
b：修正術後．左右差は解消している．

ようにすれば過剰切除を避けることができる（図2）．

④内眼角側と外眼角側では，2本の仮の重瞼線の中間を涙小管ブジーで押さえてできる中間の重瞼線になめらかに収束するようにマーキングする．内側は内眼角を超えないようにし，外側は外眼角を少し超える程度（最大で 10 mm 以内）とする．

予定外重瞼線（三重瞼）も起こりやすい不満点である（図3）．重瞼線より頭側の眼輪筋層に瘢痕化を招くと出現しやすいので，挙筋腱膜前面の剝離操作で眼輪筋層に傷を付けないように注意する必要がある．万が一，三重瞼となった場合は，無理をせず専門医に相談することを勧める．

瞼裂高と瞼裂形態に対する不満と対策

瞼裂高に対する不満としては，眼瞼下垂症手術における過矯正あるいは低矯正，左右差がある（図4）．これらを避けるには，術中の浮腫，内出

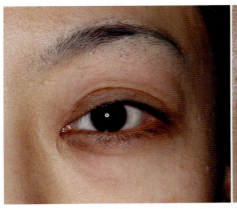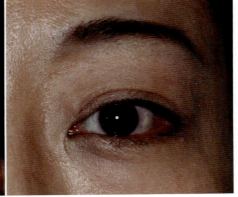

図 5. 重瞼線の癒着による内側挙筋腱膜の可動制限
a：術前. 内側の重瞼が広くなり, 瞼縁が直線化し下がっている.
b：修正術後. 重瞼幅が均一になり, 瞼縁形態も正常になっている.

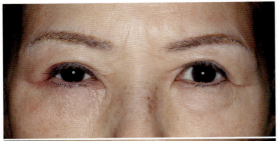
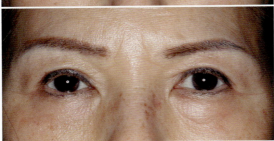

図 6. 他院での両眼瞼下垂症術後
a：修正術前. 左上眼瞼角膜輪部内側付近に角張りを認める.
b：修正術後 1 年. 瞼縁の形状がなめらかになっている.

血, ヘリングの法則(動眼神経支配である上眼瞼挙筋は左右が協調運動を行う. そのため, 眼瞼下垂の程度に左右差がある場合あるいは片側の眼瞼下垂の場合, 無意識に下垂の強い側を挙げようとするために反対側の上眼瞼挙筋も過剰に収縮し過開瞼となる. 片眼の手術を行うと, 過開瞼していた反対側の瞼裂高は下がることとなる. ヘリングの法則の程度には, 個人差があるので注意が必要である), リドカインによる眼瞼挙筋の筋力低下, エピレナミンによるミュラー筋の収縮などの術中

定量への影響をできるだけ排除する必要がある. その対策として筆者が行っていることは次のとおりである. 使用する局所麻酔薬を片眼につきエピレナミン加 2% リドカイン 1 ml までとし, 結膜側への注入を行わずに眼輪筋層のみに注入すること, 冷やした生理食塩水を含浸したガーゼなどで術中に小まめに冷却を行うことである. また, ヘリングの法則による影響を最小限とするためには, 下垂の強い側を先に手術することと, 開瞼させ開瞼量を確認する際に下垂側を用手的に挙上し, 反対側のヘリングの法則による下垂を誘発させる. その際には, 患者の開瞼よりも一瞬早く下垂側を用手的に挙上させるとヘリングの法則による影響がはっきりしやすい[5].

内反症手術や重瞼術でも, 眼瞼挙筋腱膜前面の不用意な剝離操作により瘢痕化を招いたり, 広い重瞼を作成するために挙筋腱膜への強固な重瞼固定を行ったりした場合も瞼裂高へ異常を生じる場合がある. 特に内側での異常癒着が起こりやすく, 重瞼幅や上眼瞼縁形態にまで変形を及ぼす場合がある(図 5).

瞼裂形態に対する不満としては, 眼瞼下垂症手術後の上眼瞼縁形態への不満(図 6)と内眼角形成, いわゆる目頭切開後の内眼角形態への不満が最も多い.

上眼瞼縁の変形では, 外反変形, 三角眼変形と外上り変形が問題となる. 前二者は挙筋腱膜を瞼板に固定する際, 部分的に強い挙筋腱膜の牽引力

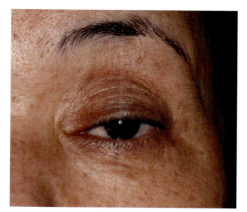

図 7. 腱膜性眼瞼下垂の症例
上眼瞼縁内側が外側よりも明らかに下がっている.

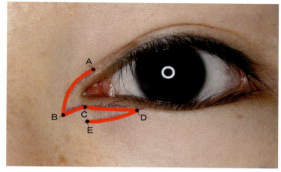

図 8. Shark fin flap のデザイン（文献 8 より引用）
皮弁 ABC が結膜嚢を，皮弁 BCDE が蒙古襞を再建する材料となる.

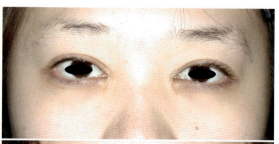

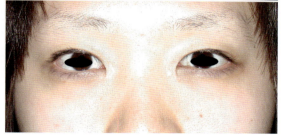

a / b

図 9. Shark fin flap による蒙古襞再建と重瞼幅を狭くする修正を行った症例
（文献 8 より引用）
a：術前
b：術後 10 か月. 蒙古襞が再建され希望どおりの末広型重瞼となっている.

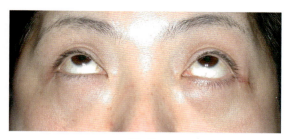

図 10.
他院での下眼瞼除皺術後，上方視で左右差のある外反症状が認められる.

がかかり瞼板に撓みが生じて起こる．対策としては，2～3 点行う挙筋腱膜の瞼板への固定を均等に行うようにすること，瞼板の中央より尾側に固定しないことと過剰な挙筋腱膜の前転をしないことであろう．外上り変形は，上眼瞼挙筋と挙筋腱膜の走行が顔面平面に対して直角ではなく，斜めになっているために外側がより強く引かれることと，内側の挙筋腱膜の脆弱性が影響している．これは眼瞼下垂の瞼縁形態を観察するとよくわかる（図 7）．対策としては，挙筋腱膜の瞼板への固定を内側から行うことと挙筋腱膜の外角を切離することで改善する場合が多い．

目頭切開術[6]では，蒙古襞を切除し開きすぎた，あるいは涙丘が露出しすぎたという不満が多い．内眼角は皮膚の余裕が少なく，その再建には難渋する．術前計画時点で不満が生じないようにするには，手術適応を厳密にし，できるだけ切りすぎないよう心がけることが重要である．蒙古襞を再建するには逆 Z 法[7]や筆者が考案した shark fin flap[8]（図 8，9）などの高度な術式を行う必要があり，容易ではないことを知っておかなければならない．

下眼瞼に対する不満と対策

下眼瞼手術後の不満で最も多いのは，外反である[9]（図 10）．皮膚切除量の過剰や lower lid retractor の過剰牽引によるものであり，修復はかなり

困難である．瞼縁の弛緩が強い症例では，lateral tarsal strip などの横方向への引き締めで改善することもあるが，最悪の場合は遊離植皮や局所有茎皮弁による前葉の組織補充，耳介軟骨移植などが必要となる．

その他の不満と対策

切開線の傷跡に対しては，瘢痕が目立つ，引き込みが強い，切開線の尾側が凹んでいるなどの不満が多くみられる．

瘢痕修正としては，瘢痕を細く切除し再縫合を行うこととなるが，切除を繰り返すことで創縁にかかる張力が高まり瘢痕は幅広くなろうとする．修正を必要としないよう初回手術での丁寧な縫合が求められる．筆者の場合，重瞼線での縫合で5～6か所の単一結紮縫合に加えてロックなしの連続縫合を行っている．連続縫合は，強く締めないようにし，創縁を合わせることを重要視している．

閉瞼時や下方視での切開瘢痕の凹みを訴える場合は，重瞼の固定を瞼板や挙筋腱膜に直接固定せず，それらに繋がる線維性組織に固定することとなる．初回手術時に瞼板前組織が過剰に切除されていると修正は困難である．これは，切開線尾側の陥凹の修正（図1-b）でも同様である．

まとめ

眼瞼手術では，視機能を高めることが目標となるのは当然である．多くの患者は，それに加えて標準的な眼瞼形態に個人の主観的な美容的要素を加えた手術結果を求めるものである．美容的に満足できる結果を得ることができなかった場合にタッチアップサージャリーを行うのであるが，これは非常にレベルの高い手技となるため，初回手術の際に患者の要求をしっかりと把握し，美容的により高い満足を得ることができるような配慮が必要である．

文　献

1) 渡辺彰英：眼瞼下垂手術とオキュラーサーフェス．形成外科，**62**（3）：247-256，2019.

2) 林　寛子：E．各論1．眼瞼 3）手術療法 e 眉毛下切除法．患者満足度ベストを目指す非手術・低侵襲美容外科（高柳　進編），南江堂，pp.62-68，2016.
   Summary 形成外科・美容外科で近年頻用される上眼瞼弛緩症に対する術式の詳細．

3) 土井秀明：E．各論1．眼瞼 3）手術療法 a 埋没法．患者満足度ベストを目指す非手術・低侵襲美容外科（高柳　進編），南江堂，pp.43-48，2016.

4) 出口正巳：E．各論1．眼瞼 3）手術療法 d 全切開法．患者満足度ベストを目指す非手術・低侵襲美容外科（高柳　進編），南江堂，pp.58-62，2016.
   Summary 美容外科で行われる基本的な切開式重瞼術がわかりやすく紹介されている．

5) 土井秀明：Ⅶ．眼瞼下垂・皮膚弛緩症　両眼性の眼瞼下垂手術を片眼ずつやるか両眼一度にやるか　1）片眼ずつ行う場合．眼手術学　2 眼瞼（大鹿哲郎監，野田実香編），文光堂，pp.318-319，2013.

6) 土井秀明：E．各論1．眼瞼 3）手術療法 g 目頭切開術．患者満足度ベストを目指す非手術・低侵襲美容外科（高柳　進編），南江堂，pp.76-79，2016.

7) 福田慶三，三苫葉子：内眼角形成術（2）―逆Z法による蒙古襞形成―．形成外科，**60**（5）：492-497，2017.

8) 土井秀明：内眼角形成術（3）―shark fin flap による蒙古襞再建―．形成外科，**60**（5）：498-504，2017.
   Summary 筆者が考案した内眼角贅皮（蒙古襞）の再建術式．

9) 土井秀明：下眼瞼除皺術のコツと注意点．形成外科，**55**（5）：481-487，2012.

ピン・ボード

第 31 回日本眼瞼義眼床手術学会

会　期：2020 年 2 月 22 日（土）
会　長：垣淵正男（兵庫医科大学形成外科学講座　主任教授）
会　場：兵庫医科大学平成記念会館
　　　　　〒 663-8124　兵庫県西宮市小松南町 2-6
　　　　　TEL：0798-45-6753
テーマ：様々な視点から
HP：http://plaza.umin.ac.jp/~gigan31/
演題募集期間：2019 年 10 月 8 日（火）〜2019 年 11 月 13 日（水）
事務局：兵庫医科大学形成外科
　　　　　第 31 回眼瞼義眼床手術学会事務局
　　　　　〒 663-8501　兵庫県西宮市武庫川町 1 番 1 号
　　　　　Tel：0798-45-6753　　Fax：0798-45-6975
　　　　　Email：gigan31@hyo-med.ac.jp

FAX による注文・住所変更届け

改定：2015 年 1 月

　毎度ご購読いただきましてありがとうございます．

　読者の皆様方に小社の本をより確実にお届けさせていただくために，FAX でのご注文・住所変更届けを受けつけております．この機会に是非ご利用ください．

◇ご利用方法

　FAX 専用注文書・住所変更届けは，そのまま切り離して FAX 用紙としてご利用ください．また，注文の場合手続き終了後，ご購入商品と郵便振替用紙を同封してお送りいたします．**代金が 5,000 円をこえる場合，代金引換便とさせて頂きます**．その他，申し込み・変更届けの方法は電話，郵便はがきも同様です．

◇代金引換について

　本の代金が 5,000 円をこえる場合，代金引換とさせて頂きます．配達員が商品をお届けした際に，現金またはクレジットカード・デビットカードにて代金を配達員にお支払い下さい(本の代金＋消費税＋送料)．(※年間定期購読と同時に 5,000 円をこえるご注文を頂いた場合は代金引換とはなりません．郵便振替用紙を同封して発送いたします．代金後払いという形になります．送料は定期購読を含むご注文の場合は頂きません)

◇年間定期購読のお申し込みについて

　年間定期購読は，1 年分を前金で頂いておりますため，代金引換とはなりません．郵便振替用紙を本と同封または別送いたします．送料無料，また何月号からでもお申込み頂けます．

　毎年末，次年度定期購読のご案内をお送りいたしますので，定期購読更新のお手間が非常に少なく済みます．

◇住所変更届けについて

　年間購読をお申し込みされております方は，その期間中お届け先が変更します際，必ずご連絡下さいますようよろしくお願い致します．

◇取消，変更について

　取消，変更につきましては，お早めに FAX，お電話でお知らせ下さい．

　返品は，原則として受けつけておりませんが，返品の場合の郵送料はお客様負担とさせていただきます．その際は必ず小社へご連絡ください．

◇ご送本について

　ご送本につきましては，ご注文がありましてから約 1 週間前後とみていただきたいと思います．お急ぎの方は，ご注文の際にその旨をご記入ください．至急送らせていただきます．2〜3 日でお手元に届くように手配いたします．

◇個人情報の利用目的

　お客様から収集させていただいた個人情報，ご注文情報は本サービスを提供する目的(本の発送，ご注文内容の確認，問い合わせに対しての回答等)以外には利用することはございません．

　その他，ご不明な点は小社までご連絡ください．

株式会社 全日本病院出版会

〒 113-0033 東京都文京区本郷 3-16-4-7F
電話 03(5689)5989　FAX03(5689)8030　郵便振替口座 00160-9-58753

FAX 専用注文書 眼科1909

年　月　日

○印	MB　OCULISTA 5周年記念書籍	定価(税込8%)	冊数
	すぐに役立つ眼科日常診療のポイント―私はこうしている―	10,260 円	

(本書籍は定期購読には含まれておりません)

○印	MB　OCULISTA	定価(税込8%)	冊数
	2019 年＿月～12 月定期購読(No. 70～81：計 12 冊)(送料弊社負担)		
	No. 77　ロービジョンケア update	3,240 円	
	No. 76　流涙を診たらどうするか	3,240 円	
	No. 75　知っておきたい稀な網膜・硝子体ジストロフィ	3,240 円	
	No. 74　コンタクトレンズトラブルシューティング	3,240 円	
	No. 73　これでわかる自己免疫性眼疾患	3,240 円	
	No. 72　Brush up 眼感染症―診断と治療の温故知新― 増大号	5,400 円	
	No. 60　進化する OCT 活用術―基礎から最新まで― 増大号	5,400 円	
	No. 48　眼科における薬物療法パーフェクトガイド 増大号	5,400 円	
	バックナンバー(号数と冊数をご記入ください)		
	No.		

○印	書籍・雑誌名	定価(税込8%)	冊数
	読めばわかる！臨床不眠治療―睡眠専門医が伝授する不眠の知識 新刊	3,240 円	
	ここからスタート！　睡眠医療を知る―睡眠認定医の考え方―	4,860 円	
	ここからスタート！眼形成手術の基本手技	8,100 円	
	超アトラス 眼瞼手術―眼科・形成外科の考えるポイント―	10,584 円	
	PEPARS No. 87 眼瞼の美容外科 手術手技アトラス 増大号	5,400 円	
	PEPARS No. 147 美容医療の安全管理とトラブルシューティング 増大号	5,616 円	

お名前　フリガナ
　　　　　　　　　　　　　　　　　　　　　印

診療科

ご送付先　〒　　-

□自宅　　□お勤め先

電話番号　　　　　　　　　　　　　　　□自宅
　　　　　　　　　　　　　　　　　　　□お勤め先

バックナンバー・書籍合計
5,000 円以上のご注文
は代金引換発送になります

―お問い合わせ先―
㈱全日本病院出版会営業部
電話 03(5689)5989

FAX 03(5689)8030

全日本病院出版会行
FAX 03-5689-8030

年　月　日

住所変更届け

お名前	フリガナ		
お客様番号		毎回お送りしています封筒のお名前の右上に印字されております8ケタの番号をご記入下さい。	
新お届け先	〒　　　　　都道 　　　　　　府県		
新電話番号	（　　　　　　）		
変更日付	年　月　日より	月号より	
旧お届け先	〒		

※ 年間購読を注文されております雑誌・書籍名に✓を付けて下さい。
- ☐ Monthly Book Orthopaedics （月刊誌）
- ☐ Monthly Book Derma. （月刊誌）
- ☐ 整形外科最小侵襲手術ジャーナル （季刊誌）
- ☐ Monthly Book Medical Rehabilitation （月刊誌）
- ☐ Monthly Book ENTONI （月刊誌）
- ☐ PEPARS （月刊誌）
- ☐ Monthly Book OCULISTA （月刊誌）

FAX 03-5689-8030

全日本病院出版会行

Monthly Book OCULISTA バックナンバー一覧

2019.9. 現在

通常号 3,000 円＋税　　増大号 5,000 円＋税

2014 年

No. 10　黄斑円孔・上膜の病態と治療　編／門之園一明
No. 11　視野検査 update　編／松本長太
No. 12　眼形成のコツ　編／矢部比呂夫
No. 13　視神経症のよりよい診療　編／三村　治
No. 14　最新 コンタクトレンズ処方の実際と注意点　編／前田直之
No. 15　これから始める ロービジョン外来ポイントアドバイス　編／佐渡一成・仲泊　聡
No. 16　結膜・前眼部小手術 徹底ガイド　編／志和利彦・小早川信一郎
No. 17　高齢者の緑内障診療のポイント　編／山本哲也
No. 18　Up to date 加齢黄斑変性　編／髙橋寛二
No. 19　眼科外来標準検査 実践マニュアル　編／白木邦彦
No. 20　網膜電図（ERG）を使いこなす　編／山本修一
No. 21　屈折矯正 newest─保存療法と手術の比較─　編／根岸一乃

2015 年

No. 22　眼症状から探る症候群　編／村田敏規
No. 23　ポイント解説 眼鏡処方の実際　編／長谷部聡
No. 24　眼科アレルギー診療　編／福島敦樹
No. 25　斜視診療のコツ　編／佐藤美保
No. 26　角膜移植術の最先端と適応　編／妹尾　正
No. 27　流出路再建術の適応と比較　編／福地健郎
No. 28　小児眼科診療のコツと注意点　編／東　範行
No. 29　乱視の診療 update　編／林　研
No. 30　眼科医のための心身医学　編／若倉雅登
No. 31　ドライアイの多角的アプローチ　編／髙橋　浩
No. 32　眼循環と眼病変　編／池田恒彦
No. 33　眼内レンズのポイントと合併症対策　編／清水公也

2016 年

No. 34　眼底自発蛍光フル活用　編／安川　力
No. 35　涙道診療 ABC　編／宮崎千歌
No. 36　病的近視の治療 最前線　編／大野京子
No. 37　見逃してはいけない ぶどう膜炎の診療ガイド　編／竹内　大
No. 38　術後感染症対策マニュアル　編／鈴木　崇
No. 39　網膜剥離の診療プラクティス　編／北岡　隆
No. 40　発達障害者（児）の眼科診療　編／田淵昭雄
No. 41　網膜硝子体疾患の薬物療法─どこまでできるか？─　編／岡田アナベルあやめ
No. 42　眼科手術後再発への対応　編／石井　清
No. 43　色覚異常の診療ガイド　編／市川一夫
No. 44　眼科医のための救急マニュアル　編／髙橋春男
No. 45　How to 水晶体再建　編／鈴木久晴

2017 年

No. 46　見えるわかる 細隙灯顕微鏡検査　編／山田昌和
No. 47　眼科外来 日帰り手術の実際　編／竹内　忍
No. 48　眼科における薬物療法パーフェクトガイド 増大　編／堀　裕一
No. 49　クローズアップ！交通眼科　編／近藤寛之
No. 50　眼科で見つける！全身疾患　編／平塚義宗
No. 51　酸化ストレスと眼　編／大平明弘
No. 52　初診外来担当医に知っておいてほしい眼窩疾患　編／野田実香
No. 53　複視を診たらどうするか　編／加島陽二
No. 54　実践 黄斑浮腫の診療　編／大谷倫裕
No. 55　緑内障診療に役立つ検査ノウハウ　編／中野　匡
No. 56　こんなときどうする 眼外傷　編／太田俊彦
No. 57　臨床に直結する眼病理　編／小幡博人

2018 年

No. 58　スポーツ眼科 A to Z　編／枝川　宏
No. 59　角膜潰瘍の診かた・治しかた　編／白石　敦
No. 60　進化する OCT 活用術─基礎から最新まで─ 増大　編／辻川明孝
No. 61　イチからはじめる神経眼科診療　編／敷島敬悟
No. 62　実践！白内障難症例手術に挑む　編／徳田芳浩・松島博之
No. 63　これでわかる眼内レンズ度数決定のコツ　編／須藤史子
No. 64　日常診療で役立つ眼光学の知識　編／川守田拓志
No. 65　結膜疾患の診断と治療実践ガイド　編／横井則彦
No. 66　もっと知りたいオルソケラトロジー　編／吉野健一
No. 67　老視のすべて　編／神谷和孝
No. 68　眼科医のための糖尿病トータルガイド　編／馬場園哲也・北野滋彦
No. 69　IT・AI 未来眼科学　編／吉冨健志

2019 年

No. 70　主訴から引く眼瞼疾患診療マニュアル　編／根本裕次
No. 71　歪視の診断と治療　編／今村　裕
No. 72　Brush up 眼感染症─診断と治療の温故知新─ 増大　編／江口　洋
No. 73　これでわかる自己免疫性眼疾患　編／堀　純子
No. 74　コンタクトレンズトラブルシューティング　編／糸井素純
No. 75　知っておきたい稀な網膜・硝子体ジストロフィ　編／堀田喜裕
No. 76　流涙を診たらどうするか　編／井上　康
No. 77　ロービジョンケア update　編／加藤　聡

No. 10 以前のバックナンバー，各目次等の詳しい内容はホームページ（www.zenniti.com）をご覧ください．

=== 次号予告（10月号） ===

眼科医のための皮膚疾患アトラス

編集企画／島根大学皮膚科講師　　　千貫　祐子

眼瞼浮腫からアレルギーを読み解く………千貫　祐子
皮膚バリア機能と経皮感作………………横内麻里子ほか
アトピー性皮膚炎と眼瞼炎………………天野　博雄
花粉症と眼瞼炎……………………………横関　博雄
コチニール色素による即時型アレルギー…竹尾　直子ほか
眼瞼・結膜に起こる接触皮膚炎…………高山かおる
眼瞼に起こるウイルス感染症……………渡辺　大輔
眼瞼に起こる細菌感染症…………………山﨑　　修
薬剤アレルギーと眼症状—皮膚科からの警鐘—
………………………………………………森田　栄伸
薬剤アレルギーと眼症状—眼科からの警鐘—
………………………………………………上田真由美

編集主幹：村上　晶　順天堂大学教授	No. 78　編集企画：
高橋　浩　日本医科大学教授	村上正洋　日本医科大学武蔵小杉病院
	眼科 眼形成外科講師／形成外科元教授

Monthly Book OCULISTA　No. 78

2019 年 9 月 15 日発行（毎月 15 日発行）
定価は表紙に表示してあります.
Printed in Japan

発行者　　末　定　広　光
発行所　　株式会社　全日本病院出版会
〒 113-0033 東京都文京区本郷 3 丁目 16 番 4 号 7 階
電話　(03)5689-5989　Fax　(03)5689-8030
郵便振替口座　00160-9-58753

© ZEN・NIHONBYOIN・SHUPPANKAI, 2019

印刷・製本　三報社印刷株式会社　　電話　(03)3637-0005
広告取扱店　㈱メディカルブレーン　電話　(03)3814-5980

・本誌に掲載する著作物の複製権・翻訳権・上映権・譲渡権・公衆送信権（送信可能化権を含む）は株式会社
全日本病院出版会が保有します.
・ JCOPY ＜（社）出版者著作権管理機構　委託出版物＞
本誌の無断複写は著作権法上での例外を除き禁じられています. 複写される場合は, そのつど事前に, (社)出版
者著作権管理機構（電話 03-5244-5088, FAX 03-5244-5089, e-mail: info@jcopy.or.jp）の許諾を得てください.
・本誌をスキャン, デジタルデータ化することは複製に当たり, 著作権法上の例外を除き違法です. 代行業者等の
第三者に依頼して同行為をすることも認められておりません.